高等卫生职业教育创新教材

生理学实验与学习指导

（供临床医学、护理、口腔医学及医学影像技术等专业使用）

主　编　胡　庆

副主编　李淑贞　张兰兰

编　者　（以姓氏笔画为序）

王晓宇（沧州医学高等专科学校）

刘　娜（沧州医学高等专科学校）

关　欣（沧州医学高等专科学校）

李淑贞（沧州医学高等专科学校）

杨丽军（沧州市中心医院）

杨艳梅（沧州医学高等专科学校）

杨桂染（沧州医学高等专科学校）

张兰兰（沧州医学高等专科学校）

胡　庆（沧州医学高等专科学校）

胡学良（沧州市中西医结合医院）

顾　宇（沧州医学高等专科学校）

曹姗姗（沧州医学高等专科学校）

中国健康传媒集团

中国医药科技出版社　·北京

内 容 提 要

本教材是"高等卫生职业教育创新教材"之一，是生理学的配套实验教材，根据生理学的教学大纲及要求，结合专业培养目标编写而成。全书共 23 项实验，包括 1 项综合实验，每项实验均设置了实验操作视频和 PPT 课件，扫描书中二维码即可学习。

本教材主要供临床医学、护理、口腔医学及医学影像技术等专业使用。

图书在版编目（CIP）数据

生理学实验与学习指导/胡庆主编. —北京：中国医药科技出版社，2019. 12（2025. 9 重印）.

高等卫生职业教育创新教材

ISBN 978 – 7 – 5214 – 1358 – 8

Ⅰ.①生…　Ⅱ.①胡…　Ⅲ.①人体生理学 – 实验 – 高等职业教育 – 教学参考资料　Ⅳ. R33 – 33

中国版本图书馆 CIP 数据核字（2020）第 000681 号

美术编辑　陈君杞
版式设计　友全图文

出版　**中国健康传媒集团** | 中国医药科技出版社
地址　北京市海淀区文慧园北路甲 22 号
邮编　100082
电话　发行：010 – 62227427　邮购：010 – 62236938
网址　www. cmstp. com
规格　889 × 1194 mm $^1/_{16}$
印张　13 $^1/_2$
字数　299 千字
版次　2019 年 12 月第 1 版
印次　2025 年 9 月第 8 次印刷
印刷　大厂回族自治县彩虹印刷有限公司
经销　全国各地新华书店
书号　ISBN 978 – 7 – 5214 – 1358 – 8
定价　**47. 00 元**

获取新书信息、投稿、为图书纠错，请扫码联系我们。

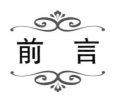

前　言

　　为响应国家进一步深化医学高职高专教育教学改革的号召，推动高职高专教育的发展，提高教学质量与学习效率，增强学生的动手动脑能力，为今后其他学科的学习及临床实践打下良好的基础，将学生真正培养为具有一定的理论知识、较强的实践能力、良好的职业素质的实用型人才，我们精心编写了这本数字化配套教材。本配套教材既可供高职高专各医学专业学生使用，也可供在职卫生人员学习参考。

　　本书分两部分：第一部分实验指导，共 23 项实验，包括 1 项综合实验。每项实验均配备实验过程视频和 PPT 课件，扫描二维码即可观看。通过实验，使学生逐步掌握生理学实验的基本操作技能，学会获得生理学知识的科学方法，加深对生理学基本理论的理解和记忆。在实验中培养学生对各种生理现象的观察、分析以及独立思考和解决问题的能力。第二部分学习指导，包括课程标准、知识要点、复习思考题及参考答案，内容精练，简明扼要，使学生在学习生理学时能抓住重点，深入浅出、条理清晰，对理论知识的记忆更加容易与牢固。复习思考题的题型采用通常考试所用的名词解释、填空题、判断题、选择题、问答题；选择题采用国家执业医师资格考试题型；复习思考题配有参考答案，以便学生做题时对照。这些内容无疑给学生在消化知识、复习迎考时带来极大方便和益处。

　　本配套教材在编写过程中参考了大量的资料，着力准确把握高职高专生理学的教学内容，以利于辅助教学。同时，在编写过程中得到了沧州医学高等专科学校领导的关怀和大力支持，在此一并表示感谢。

　　由于编者水平有限，不妥之处，恳望广大师生和读者提出宝贵意见和建议。

编　者

2019 年 11 月

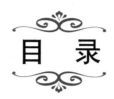

目　录

第一部分　实验指导

第二部分　学习指导

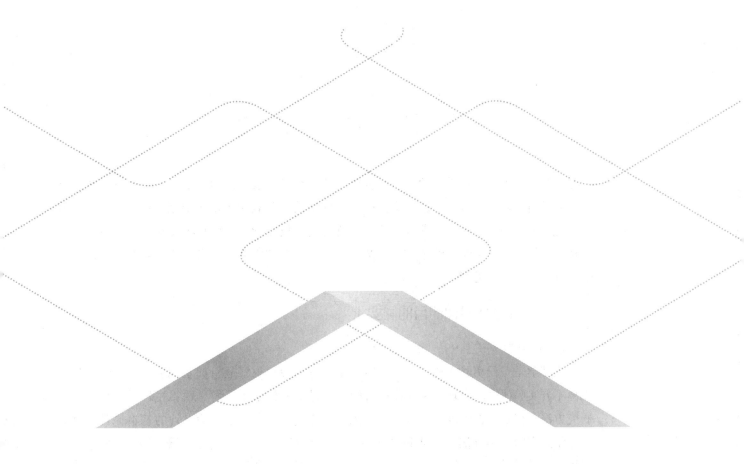

第一部分　实验指导

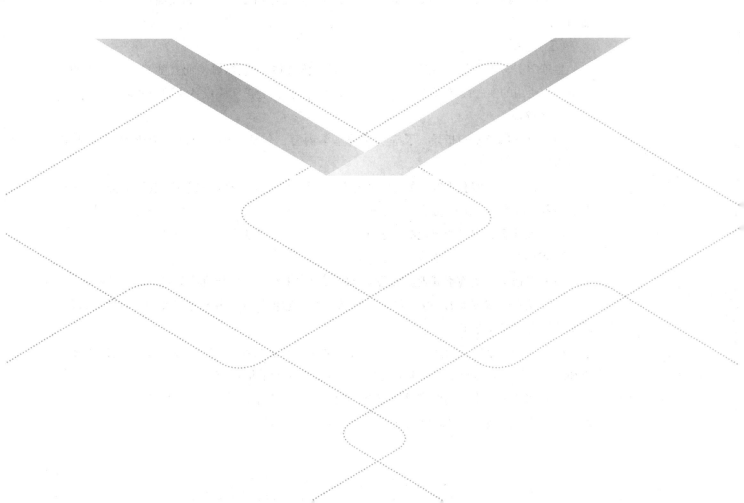

第一章　绪　论

生理学实验是生理学教学的一个重要环节。在科学技术高速发展的今天，许多现代科技成果已引入教学领域，走进课堂。这对生理学的实验教学提出了更新、更高的要求。在教学过程中，不仅要对学生进行系统、规范的实验技能训练，而且更要注重学生创新能力的培养，给学生一个学以致用、学用结合、大胆创新的空间。只有这样，才能适应现代医学高度综合发展的需要。

一、生理学实验课的目的和要求

（一）目的

生理学是一门实验学科，它一开始就建立在实验和观察分析的基础上。生理学的发展也离不开实验研究。生理学实验课的目的是通过实验使学生了解、获得生理学知识的基本研究方法，初步掌握生理学实验的基本操作技能，了解生理学实验设计的基本原理和获得生理学知识的科学方法，验证和巩固生理学的基本理论，帮助学生理解和掌握理论内容。更重要的是通过实验，培养学生科学研究的基本素质，即对科学实验严肃的态度、认真的精神、严谨的工作方法和实事求是的工作作风，从而提高学生对事物进行客观地观察、比较、分析以及独立思考、解决实际问题的能力，并运用所学的知识和技能进行科学研究的能力。

（二）要求

生理学实验不仅要用到许多学生以前没有接触到的实验器械，而且随着实验设备的不断更新，所用的实验设备需要学生认真学习操作过程，爱护实验设备，遵守实验室规则。

1. 实验前

（1）仔细阅读实验指导，了解实验的基本内容，包括目的、原理、步骤和项目观察、注意事项。

（2）结合本次实验内容，复习相关理论知识。事先充分理解，并应用已知的理论知识对实验各个步骤可能出现的结果做出预测。

（3）预计实验中可能出现的问题和实验误差，确定解决和纠正的方法。

2. 实验中

（1）严格遵守实验室规则。实验器材的安放力求整齐、清洁和有条理。

（2）认真听取教师的讲解，特别注意教师对实验步骤的示教操作以及注意事项的讲解，严格按照实验步骤操作。

（3）仔细观察实验现象，如实记录实验结果，对各种结果的产生原因联系理论积极分析和思考，对没有达到预期结果的要分析原因。有可能的话，应重复该部分实验。

（4）实验操作中遇到疑难时，应自行设法解决；对解决不了的问题，请示指导教师协助。正确使用仪器，若仪器出现故障，应立即向指导教师报告。

（5）实验过程中，要注意节省动物与实验消耗物品，爱护实验器材，充分发挥各种器材的作用，保证实验过程顺利进行。

（6）同学间团结互助，组内分工合作，轮流进行实验操作项目，做到操作机会人人均等。

3. 实验后

（1）实验完毕后，按指导教师指定的地点集中存放动物尸体。

（2）将实验用具整理就绪，清点并擦洗所有器械，请指导教师验收。如有损坏或缺少，应进行登记或按规定赔偿。

（3）值日生应做好实验室的清洁卫生工作，离室前应关好水、电、门、窗。

（4）整理实验记录，认真撰写实验报告，按时上交，由指导教师批阅。

二、实验结果的整理与实验报告的撰写

（一）实验结果的整理

整理实验结果，就是将实验过程中所观察到的现象和所获得的数据，进行系统化、条理化的整理、归类、分析和统计学处理并找出规律的过程。

在所得实验结果中，凡属于可以定量检测的资料，如高低、长短、快慢、多少等均应以规定的单位和客观的数值予以表达。必要时可进行统计学处理，以保证结论的可靠性。有些实验数据可以用统计表或图表示，以使结果鲜明、突出，便于比较。需附结果图时，应使用原始记录，以保证结果的真实性。

（二）实验报告的撰写

实验报告是对实验结果的总结，是生理学实验课的基本训练之一，也是综合评定实验课成绩的重要依据之一。无论是示教实验还是自己操作的实验，均应独立完成实验报告。实验报告应以科学的态度严肃认真撰写，为将来撰写科研论文打下良好的基础。实验报告的撰写，要求文笔简练、语句通顺、书写清楚整洁、条理清晰、观点明确。

实验报告的格式：

姓名_____ 学号_____ 班级_____ 组别_____ 日期_____ 实验室的温度和湿度_____

实验序号及实验题目：即每次的实验名称。

实验目的：要求尽可能简洁、明了。

实验对象：若为动物，要求写明动物种属、性别、体重、名称等。

实验方法和步骤：如实验指导有详细介绍，只需简明、扼要、清晰、条框式写明主要实验方法和实验技术，方法若有变动，另做简要说明。

实验结果：这是实验报告的关键。实验结果应根据实验过程中所观察到的真实记录（原始资料），可用文字、列表、绘图等方式进行说明，要真实、正确、详细。不要按主观想象或过后的回忆去描述，否则容易发生错误或遗漏，使结果失去可靠性。

讨论和结论：讨论和结论是实验报告的核心。讨论是根据已知的理论知识对结果进行解释和分析。实验结果的分析推理要有依据、实事求是、符合逻辑，提出自己的见解和认识，如通过实验结果提出进一步研究的依据和必要性，而不是用现成的理论对实验结果做一般性的解释。切禁盲目抄袭书本或别人的实验报告。要判断实验结果是否为预期的，如

在实验中出现非预期结果，应该分析其可能的原因，还要指出实验结果的生理意义。实验结论是从实验结果中归纳出来的一般的、概括性的判断，也就是对这一实验所验证的概念、原则或理论的总结，应简明扼要、切合实际，并与本实验目的相呼应。在实验结果中未能得到充分证明的理论分析，不要写入结论。

实验讨论和结论的书写是带有创造性的工作，应该严肃认真，不要盲目照抄书本。

（胡　庆）

第二章　生理学常用实验仪器及手术器械

第一节　生理学常用实验仪器

BL-420生物机能实验系统

BL-420生物机能实验系统是国内目前使用较广泛的生物信号采集与分析系统，它是早期BL-410生物机能实验系统的升级换代产品。该记录分析系统是集刺激装置、记录装置以及自动分析功能为一体的多功能系统，具有一机多能、容易操作和便于维护管理的特点。采用全中文菜单以及鼠标、键盘兼容的操作系统，可同时记录生物信号，如各种电信号（神经干动作电位及其传导速度的测定、神经放电、诱发电位、心电、脑电、肌电等）和机械信号（压力、张力信号）。微机软件及网络化信息技术的不断发展，软件共享使得该系统实现了多种方式采样，实时存盘，自动数据分析及强大的图形分析和统计处理，能与各种网络形式组合成为更强大的网络课堂，成为实现"实验数据采集+数据统计分析+多媒体教学+教学管理"一体化的现代化实验教学模式。

第二节　生理学常用实验器材

一、换能器

换能器又称传感器，是指将机体生理活动的非电信号转换成与之有确定函数关系的电信号的变换装置。换能器的种类繁多，生理学实验常用的主要有压力换能器和张力换能器两种。

1. 压力换能器　主要用于测量血压、心内压、颅内压、胸腔内压、胃肠内压、眼内压等。选用惠斯登电桥原理工作。当外界压力作用于换能器时，敏感元件的电阻值发生变化，引起电桥失衡，导致换能器产生电信号输出（图2-1）。

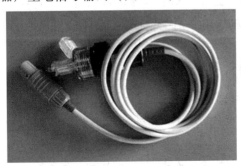

图2-1　压力换能器

2. 张力换能器 主要用于记录肌肉收缩曲线，其工作原理与压力换能器相似。张力换能器把张力信号换成电信号输入（图2-2）。

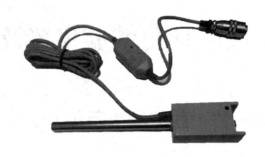

图2-2 张力换能器

二、两栖类手术器械

1. 剪刀 普通剪刀用于剪动物的骨骼等粗硬组织；手术剪，又称组织剪刀，用于剪肌肉等软组织；眼科剪刀，又称细剪刀，用于剪神经和血管等细软组织。

2. 镊子 大镊子，又称组织镊，用于夹捏组织和牵拉切口处的皮肤；小镊子，又称眼科镊，用于夹捏细软组织。不可用镊子直接夹捏或提拉神经、血管。

3. 金属探针 用于破坏蛙类的脑和脊髓。

4. 玻璃分针 用于分离神经和血管等组织。

5. 锌铜弓 用于对神经-肌肉标本施加刺激，以检查其兴奋性。

6. 刺激电极 在生理实验中常用的有双极刺激电极和锁定电极等多种类型。刺激在体深部组织时，避免电流刺激周围组织，常需用保护电极。电极的金属丝包埋在绝缘套内，前端仅有一侧槽露出电极丝作用于组织。

7. 蛙心夹 使用时将一端夹住心尖，另一端借缚线连于张力换能器，以描记心脏活动。

8. 蛙板 约为20cm×15cm并有许多小孔的木板，用于固定蛙类以便进行实验。用蛙钉或大头针将蛙腿钉在木板上。如制备神经-肌肉标本，应在清洁的玻璃板上操作。为此可在木板上放一块适当大小的玻璃板，使用时，在玻璃板上先放少量任氏液，然后把去除皮肤的蛙后肢放在玻璃板上分离，制作标本。

三、哺乳类动物手术器械

1. 手术刀 包括刀柄和刀片。用于切开和解剖组织。持刀方法有四种：执弓式、执笔式、指压式和上挑式。前两种用于切开较长或用力较大的切口；后两种用于较小切口，如解剖血管、神经等组织。

2. 手术剪 弯手术剪用于剪毛；直手术剪用于剪开皮肤和皮下组织、筋膜和肌肉等；眼科剪用于剪神经、血管和输尿管等（图2-3）。

3. 镊子 夹捏较大或较厚的组织以及牵拉皮肤切口时使用圆头镊子，夹捏细软组织用眼科镊子。

4. 止血钳 用于钳夹血管或出血点以止血或用于分离组织、牵引缝线等。止血钳有各种型号，分离小血管及神经周围的结缔组织用蚊式钳（图2-4）。

5. 骨钳　用于打开颅腔和骨髓腔。可按动物大小选用相应型号。使用时，使钳头稍仰起咬切骨质。切勿撕拉、拧扭，以防残骨及损伤骨内组织。

6. 颅骨钻　用于开颅钻孔。钻孔后用于扩大手术范围。用法为右手握钻，左手固定骨头，钻头与骨面垂直，顺时针方向旋转，到内骨板时要小心慢转，防止穿透骨板而损伤脑组织。

7. 动脉夹　用于阻断动脉血流（图2-5）。

8. 气管插管　用于急性动物实验时插入气管，以保证呼吸道通畅（图2-6）。

9. 血管插管　用于动脉、静脉插管。血管插管可用相应口径的聚乙烯管代替。实验时一端插入动脉或静脉，一端接压力换能器以记录血压。插管时，管腔内应排出所有气泡，以免影响实验结果。

10. 三通开关　可按实验需要改变液体流动的方向，便于静脉给药、输液和描记动脉血压（图2-7）。

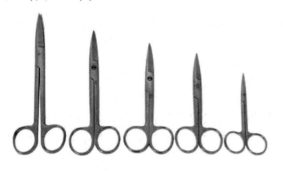

图2-3　手术剪

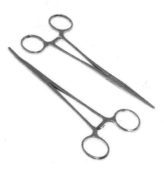

图2-4　止血钳

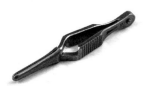

图2-5　动脉夹

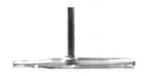

图2-6　气管插管

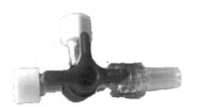

图2-7　三通开关

（胡　庆）

第三章 实验动物基本操作技术

第一节 实验动物的抓取和固定方法

一、蛙和蟾蜍

捉拿方法宜由左手将动物背部紧贴于手掌固定，以小指、无名指压住其左腹侧和后肢，拇指和示指分别压住左、右前肢，右手进行操作。捉拿蟾蜍时，勿挤压两侧眼后部突起的蟾蜍腺，以免蟾蜍液射入眼中。

二、家兔

从笼中捉兔时，先轻轻打开笼门，勿使其受惊，随之用手伸入笼内，从头前阻拦，兔便匍匐不动。此时用右手把两耳轻压于手心内，抓住颈部的被毛和皮肤，提起兔，然后用左手托住它的臀部，兔身的重量大部分落入左手上。

切忌用手抓家兔的两耳、提抓腰部或背部。实验工作中常用兔做采血、静脉注射等用，所以家兔的两耳应尽量保持不受损伤（图 3-1）。

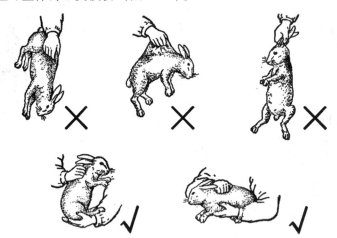

图 3-1 家兔的捉拿方法

第二节 实验动物的麻醉方法

一、常用非挥发性麻醉药

1. 巴比妥类 各种巴比妥类药物的吸收和代谢速度不同，其作用时间亦有差异。戊巴比妥钠作用时间为 1~2 小时，属中效巴比妥类，实验中最为常用。常配成 1%~5% 的水溶液，由静脉或腹腔给药；硫喷妥钠作用时间仅 15 秒至 2 分钟，属短效或超短效巴比妥类，适用于较短时间的实验，水溶液不稳定必须临时配制，溶液的浓度不可超过 5%。巴比妥类药物对呼吸中枢有较强的抑制作用，麻醉过深时呼吸活动可完全停止，故应用时须防止给药过多过快。巴比妥类对心血管系统也有复杂的影响，故不是研究心血管功能的实验动物的理想麻醉药品。

2. 氯醛糖　氯醛糖溶解度较小，常配成 1% 水溶液。使用前需先在水浴锅中加热，使其溶解，但加热温度不宜过高，以免降低药效。本药的安全度大，能导致持久的浅麻醉，对自主性神经的功能无明显抑制作用，对痛觉的影响也极微，故特别适用于要求保留生理反射（如心血管反射）或神经系统反应的研究实验。作用时间维持 3~4 小时，诱导期不明显。

3. 氨基甲酸乙酯　又名乌拉坦，易溶于水。与氯醛糖类似，也可导致较持久的浅麻醉，对呼吸无明显影响。作用时间维持 2~4 小时，毒性小，主要适用于小动物麻醉。乌拉坦对兔的麻醉作用较强，从耳缘静脉注射（图 3-2），是家兔急性实验常用的麻醉药，对猫和狗则起效较慢。在大鼠和兔能诱发肿瘤，故不适用于需长期存活的慢性实验动物。使用时配成 10%~25% 的溶液。各种麻醉用药的常用剂量及麻醉方法见表 3-1。

表 3-1　常用麻醉药剂量及麻醉方法

麻药名称	给药途径	动物种类			
		狗	兔	大鼠	小鼠
		毫克/（千克·体重）			
戊巴比妥钠	静脉注射 腹腔注射	30~35 ~	30~35 ~	~ 35~50	~ 35~50
硫喷妥钠	静脉注射 腹腔注射	15~20 ~	15~20 ~	~ 40	~ 15~20
氨基甲酸乙酯	静脉注射 皮下或肌内	1,000 ~	1,000 ~	~ 1,000	~ 1,000
氯醛糖	静脉注射 腹腔注射	~ ~	80~100 ~	~ 50	~ ~

注：以上各种溶液最好都用生理盐水临时配制

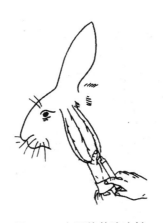

图 3-2　兔耳缘静脉注射

二、使用全身麻醉剂的注意事项

1. 麻醉剂的用量，除参照一般标准外，还应考虑个体对药物的耐受性不同，而且体重与所需剂量的关系并不是绝对成正比的。一般说，衰弱和过胖的动物其单位体重所需剂量较小。在使用麻醉剂过程中，随时检查动物的反应情况，尤其是采用静脉注射，绝不可将按体重计算出的用量快速注射。

2. 动物在麻醉期体温容易下降，要采取保温措施。

3. 静脉注射必须缓慢，同时观察肌肉紧张性，角膜反射和对皮肤夹捏的反应，当这些活动明显减弱或消失时，立即停止注射。配制的药液浓度要适中，不可过高，以免麻醉过急，但也不能过低，以减少注入溶液的体积。

4. 做慢性实验时，在寒冷的冬季，麻醉剂在注射前应加热至动物体温水平。

三、麻醉过量的处理方法

麻醉过量时，应按过量的程度采取不同的处理方法。

1. 如动物呼吸极慢而不规则，但血压和心搏仍正常时，首要的处理措施是立即进行人工呼吸（采用双手有节奏地压迫和放松胸廓，或推压腹腔脏器使膈上下移动，以保证肺通气，与此同时，做气管插管连接人工呼吸机，代替徒手人工呼吸，直至主动呼吸恢复），并给苏醒剂（常用的苏醒剂有咖啡因、苯丙胺、尼克刹米等）以促进恢复。

2. 若动物呼吸停止，血压下降，但心脏搏动仍可摸到时，应迅速施行人工呼吸，同时注射50%温热的葡萄糖溶液5~10ml，并给肾上腺素和苏醒剂。

3. 若动物呼吸停止，心脏搏动极弱或刚停止时，应用5% CO_2 和60% O_2 的混合气体进行人工呼吸，同时注射温热葡萄糖溶液、肾上腺素和苏醒剂，必要时打开胸腔直接按摩心脏。

第三节　常用手术的基本操作

一、术前准备

1. 备皮

（1）剪毛法　常用于急性实验。用一般弯剪刀依次将手术范围内的被毛剪去。勿用手提起毛剪之，以免剪破皮肤。

（2）拔毛法　适用于大、小白鼠和家兔耳缘静脉，以及后肢皮下静脉的注射、取血等。

（3）剃毛法　用于大动物的慢性实验。

（4）脱毛法　用于无菌手术野备皮。

2. 消毒　常用于慢性实验。一般用碘伏（或强力碘等）或75%酒精常规消毒，但一般碘伏（或强力碘等）的效果较好。

二、手术步骤

1. 切开皮肤　先用左手拇指和示指绷紧皮肤，右手持手术刀切开皮肤，切口大小以便于手术操作为宜。

2. 分离组织　有钝性和锐性分离两种。钝性分离不易损伤神经和血管等，常用于分离肌肉包膜、脏器和深筋膜等；锐性分离要求准确，范围小，避开神经、血管或其他脏器。

（1）颈动脉分离术　暴露气管，分别在颈部左右侧用止血钳拉开肌肉，于胸头肌与胸舌骨肌之间，可看到与气管平行的颈总动脉。它与迷走神经、交感神经、减压神经伴行于颈动脉鞘内（注意颈动脉有甲状腺动脉分支）。用玻璃分针小心分离颈动脉鞘，并分离出颈总动脉3cm左右，在其下面穿两条线，一线在近心端动脉干上打一虚结，供固定动脉套管用，另一线准备在头端结扎颈总动脉。

（2）迷走神经、交感神经、减压神经分离术　按上法找到颈动脉鞘，先看清 3 条神经走行后用玻璃分针小心分开颈动脉鞘，切勿弄破动脉分支。辨认 3 条神经：迷走神经最粗，交感神经次之，减压神经最细，且常与交感神经紧贴在一起（一般先分离减压神经）。每条神经分离出 2 ~ 3cm，并各穿两条不同色的、生理盐水润湿的丝线以便区分。

（3）颈外静脉分离术　颈部去毛，从颈部甲状软骨以下沿正中线做 4 ~ 5cm 皮肤切口，夹起一侧切口皮肤，右手指从颈后将皮肤向切口顶起，在胸锁乳突肌外缘，即可见到颈外静脉。用玻璃分针分离出 2 ~ 3cm，下穿双线备用。静脉压测定常采用颈外静脉。

（4）股动脉、股静脉分离术　固定动物，在股三角区去毛，股三角上界为韧带，外侧为内收长肌，中部为缝匠肌。沿血管走行方向切一个长 4 ~ 5cm 的切口，用止血钳钝性分离肌肉和深筋膜，暴露神经、动脉、静脉（神经在外，动脉居中，静脉在内）。分离静脉或动脉，在下方穿线备用。用温热生理盐水纱布覆盖于手术野。

（5）内脏大神经分离术　兔麻醉固定。沿腹部正中线做 6 ~ 10cm 切口，并逐层切开腹壁肌肉和腹膜。用温生理盐水纱布推腹腔脏器于一侧，暴露肾上腺，细心分离肾上腺周围脂肪组织，沿肾上腺斜外上方向，即可见一根乳白色神经，向下方通向肾上腺，并在通向肾上腺前形成两根分支，分支交叉处略膨大，此即为副肾神经节。分离清楚后，在神经下引线（不结扎）备用。

三、插管技术

1. 气管插管术　气管插管术是哺乳类动物急性实验中常用手术，可保证呼吸通畅；在开胸实验时，气管插管可接人工呼吸机；气管插管也利于乙醚麻醉。

（1）仰卧位固定动物，颈前区备皮，从甲状软骨以下沿正中线切开并逐层钝性分离，暴露气管。

（2）分离并游离气管，在气管下方（食管上方）穿粗线备用。

（3）在甲状软骨以下 1cm 处横向切开气管前壁，再向头端做纵向切口，使切口呈"⊥"形。

（4）一手提线，另一手插气管套管，结扎固定。

2. 动脉插管术

（1）用注射器向管道系统注满肝素生理盐水，排尽气泡，检查管道系统有无破裂，动脉套管尖端是否光滑，口径是否合适。

（2）尽可能靠头侧结扎颈总动脉。用动脉夹尽量靠近心脏侧夹闭颈总动脉。两者之间相距 2 ~ 3cm，以备插管。

（3）用眼科镊子提起颈总动脉，用锐利的眼科剪刀，靠近结扎处朝心脏方向剪一"V"形切口，注意勿剪断颈总动脉。

（4）生理盐水润湿的动脉插管从切口向心脏方向插入颈总动脉，并保证套管与动脉平行以防刺破动脉壁。插入 1~1.5cm，用线将套管与颈总动脉一起扎紧，以防脱落。

3. 静脉插管术　插管部位兔在颈外静脉，猫、狗常在股静脉。在已分离好的静脉上，用线结扎远心端，在结扎处的近心侧的静脉上朝心脏方向剪一"V"形切口，将静脉插管向心脏方向插入静脉，结扎固定即可。

4. 其他插管技术　常因实验目的不同，需进行特殊插管术，如观察尿量需要膀胱插管或输尿管插管；观察某些药物对蛙心的影响时需要蛙心插管；做迷走神经和某些药物对胰液、胆汁分泌的影响时需在胰总管或胆总管插管等。其插管方法与上述基本相同。

（胡　庆）

第四章　医学机能虚拟实验

医学机能虚拟实验室系统是医学机能学实验仿真软件，该软件使用计算机虚拟仿真与网络技术，采取客户机－服务器的构架模式，模拟动物或人体实验的全过程。在虚拟实验环境中，学生能生动地理解实验原理和步骤，观看到正规的实验操作演示。并通过与课件交互操作，真实、动态再现生理实验的全过程，完成实验，并书写规范的实验报告。由于虚拟实验无需实验动物和实验准备，也不受时间、空间限制，又能为学生提供反复操作、重复观察的机会，因此虚拟实验可作为医学机能真实实验教学的一种有益的补充。

VBL－100 医学机能虚拟实验系统

VBL－100 医学机能虚拟实验室系统是成都泰盟科技有限公司推出的机能学实验仿真软件，是目前国内比较系统的一套医学机能虚拟实验。该软件涵盖了 50 多个医学机能学模拟仿真实验，包含资料室、动物房、准备室、模拟实验室和考场五个模块。

1. 资料室　资料室的资源主要包括书本知识、实验录像和实验报告等。在资料室内可以阅读书架上的每一本书，也可观看实验操作的录像，桌上的实验报告也可以查阅。

（1）书本知识方面　包括《机能学实验概述》《机能学实验常用技术》《信号采集与处理技术》《传感器技术》《生理学实验》《病理生理学实验》《药理学实验》和《VBL－100 使用指南》等。书架上每本书都有相应的丰富内容，主要介绍了多种基本实验操作的讲解、信号采集与处理技术、传感器技术生理学实验、病理生理学实验和药理学实验等基础知识。

（2）实验录像方面　不但包括了气管插管、颈动脉插管和颈部神经分离等颈部手术，还有输尿管插管、肠系膜微循环标本制备等腹部手术的演示。

（3）实验报告部分　通过一张模拟仿真的实验报告呈现了实验报告的构成内容，同时，学生可以通过单击相应项目查看撰写要求。

2. 动物房　通过生动的动物形象和精炼的文字介绍了常用实验动物的生物学特性、一般生理常数和生物医学科学研究中的应用。另外，这部分还包括了实验动物的品种、品系，以及实验动物的编号和选择等基本知识。

3. 准备室　准备室内有一个储物柜，用于存放实验仪器、实验试剂及手术器械，用户可以通过单击观看相应实验素材的文字、图片及三维模型介绍，如同身处真实的实验室中一般。在实验大厅单击"准备室"的实验室标牌即可进入该实验室。

（1）实验仪器　主要介绍了 BL－420 生物机能实验系统、HX－300s 动物呼吸机、GL－2 离体心脏灌流系统、BI－2000 医学图像分析系统、HW－1000 超级恒温水浴系统、PV－200 足趾容积测量仪等仪器的原理及使用方法，包括软件界面的详细操作步骤，可以单击需要了解的按钮查看其功能介绍。

（2）实验试剂　主要包括常用生理溶液、常用抗凝剂和常用麻醉剂的介绍。

（3）手术器械　以文字图片和三维结构等形式演示了各种常用手术器械、蛙类手术器械和哺乳类手术器械的特点及使用方法。

4. 考试室 主要通过大量的机能学试题考查学生对知识的掌握情况，学生可以在机房上机进行自测，系统自动生成测试结果及分数；教师还可以添加试题以充实题库内容，并可以灵活设置试卷格式及题型，系统自动生成考卷，可以节约大量人力、物力及时间资源。在实验大厅单击"考场"的实验室标牌进入该实验室。

在考场内单击考桌上的考卷，即进入考试菜单，菜单内有多套试题可供选择，选择一套试题开始考试，考试过程中，当选择答案错误时系统会提示"错误"，而当选择到正确的答案后会显示对正确答案的解释。

5. 模拟实验室 模拟实验部分涵盖了生理学、病理生理学、药理学、人体实验等50多个实验模块，以系统、专业的机能学知识为基础，辅以各种多媒体表现手段。在实验大厅单击"模拟实验室"的实验室标牌，进入模拟实验室电梯。

（1）在电梯内单击相应按钮即可进入该实验室的菜单，包括生理实验室、病理生理实验室、药理实验室、综合实验室和人体实验室等。

（2）生理学实验主要包括神经肌肉电生理实验、心血管系统实验、呼吸系统实验、泌尿系统实验、血液系统实验和消化系统实验等几部分。涵盖的实验项目：刺激强度与反应的关系、刺激频率与反应的关系、神经干动作电位的引导、神经干不应期的测定、兔大脑皮质诱发电位、离体心肌细胞动作电位、兔减压神经放电、期前收缩与代偿间歇、心电图的描记、兔动脉血压调节、离体蛙心灌流、膈肌电活动与呼吸运动、呼吸运动调节、吗啡对家兔呼吸的抑制作用、影响尿生成的因素、ABO血型鉴定等。

（3）单击菜单中的实验项目，即进入该实验的模拟。每个模拟实验都包括实验简介、实验原理、模拟实验、实验录像、实验波形五部分，通过模拟实验页面右下方的按钮进行切换。学生可以逐步单击相应的实验素材模拟实验操作过程，操作过程中穿插对药物及操作的考核。

（4）实验结果的演示也是在学生进行相应操作后呈现，如给予不同频率电刺激后骨骼肌出现的完全强直性收缩与不完全强直性收缩波形，动脉血压调节实验中学生给予肾上腺素后血压的波形上升等。

（5）在实验模拟过程中，学生如果需要查看药物剂量或者忘记手术操作步骤，可以适时单击观看演示及录像。

（李淑贞　张兰兰）

第五章 生理学实验项目

实验一 坐骨神经－腓肠肌标本制备

扫码"学一学"

扫码"看一看"

【实验目的】

掌握坐骨神经－腓肠肌标本的制备技术，为以后有关实验打下基础。

【实验原理】

两栖类的一些基本生命活动和生理功能与温血动物相似，而其离体组织所需的生活条件比较简单，易于建立、控制和掌握。因此在实验中常用蟾蜍或蛙的坐骨神经－腓肠肌标本来观察兴奋与兴奋性的一些规律以及骨骼肌的收缩特点等。所以坐骨神经－腓肠肌标本的制备是生理实验的一项基本操作技术。

【实验对象】

蟾蜍或蛙

【实验材料】

两栖类手术器械 1 套（粗剪刀、组织剪、眼科剪、组织镊、眼科镊、刺蛙针、玻璃分针、蛙板），手术线，蛙尸缸，滴管，平皿，锌铜弓，任氏液。

【实验步骤】

1. 破坏脑和脊髓 取蟾蜍 1 只，用自来水冲洗干净。左手握住蟾蜍，用拇指按压背部，示指按压头部前端使其头部前俯，右手持刺蛙针在头前缘沿正中线向尾端触划，所触划到的头部后端的凹陷处，即为枕骨大孔所在的部位。在此处将刺蛙针垂直刺入皮肤，有突破感后再将刺蛙针折向前经枕骨大孔刺入颅腔，左右搅动捣毁脑组织；然后将刺蛙针回抽至枕骨大孔处，转向后刺入脊椎管，反复提插捣毁脊髓。此时如蟾蜍的四肢松软，呼吸运动消失，表示脑和脊髓已完全破坏，否则应重复上述过程。

2. 剪除躯干上部及内脏 在骶髂关节位置用左手将蟾蜍提起，在骶髂关节水平以上 0.5～1cm 处用粗剪刀剪断脊柱，然后将粗剪刀尖向下深入体腔沿躯干两侧剪开皮肤，使蟾蜍头、上肢与内脏自然下垂，将其一并剪除弃去，仅留后肢、骶骨、脊柱及紧贴于脊柱两侧的坐骨神经。在整个剪除过程中注意勿损伤神经（图 5－1）。剥皮，左手用组织镊夹紧或用手直接捏住脊柱断端（注意：不要夹住或接触神经），右手捏住其上的皮肤边缘，用力向下剥掉全部后肢皮肤（图 5－2），将标本放在盛有任氏液的平皿中。将手及用过的粗剪刀，组织镊等全部手术器械洗净，再进行下述步骤。

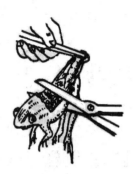

图 5 - 1 剪除躯干上部及内脏

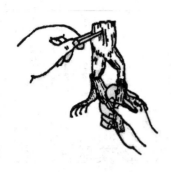

图 5 - 2 去皮

3. 分离两腿　用镊子从背位夹住脊柱将标本提起，剪去向上突出的骶骨（注意勿损伤坐骨神经），然后沿正中线用粗剪刀将脊柱分为两半，并从耻骨联合中央剪开两侧大腿，然后将分离的两条腿浸于盛有任氏液的平皿中备用。

4. 游离坐骨神经　取一腿放于蛙板上，用玻璃分针沿脊柱侧游离坐骨神经。将标本背侧向上放置，划开梨状肌群及其附近的结缔组织，循坐骨神经沟（股二头肌及半膜肌之间的裂缝处），找出坐骨神经大腿部分，用玻璃分针小心剥离。用玻璃分针将坐骨神经轻轻提起，以眼科剪剪断其所有分支，并将神经一直游离至腘窝为止，再用粗剪刀剪下一小段与坐骨神经相连的脊柱并将游离干净的坐骨神经搭于腓肠肌上（图 5 - 3）。

5. 去除大腿肌肉　在膝关节周围剪掉全部大腿肌肉并将股骨刮干净，然后在股骨中部剪去上段股骨（图 5 - 4A）。

6. 完成坐骨神经 - 腓肠肌标本　用眼科剪剪开跟腱腱膜，在跟腱处穿线结扎，并于结扎线远端剪断跟腱。游离腓肠肌至膝关节处，然后沿膝关节将小腿其余部分全部剪掉，这样就制得一个具有附着在股骨上的腓肠肌并带有支配腓肠肌的坐骨神经的标本（图 5 - 4B）。

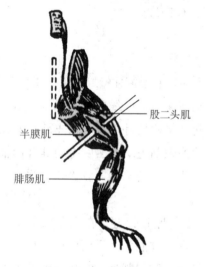

股二头肌
半膜肌
腓肠肌

图 5 - 3　暴露坐骨神经

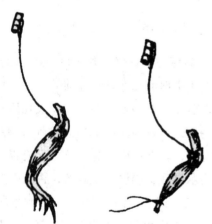

A.坐股神经小腿标本　B.坐股神经腓肠标本

图 5 - 4　坐股神经小腿标本和神经腓肠肌标本

7. 用锌铜弓检查标本　将锌铜弓在任氏液中沾湿后，迅速接触坐骨神经，如腓肠肌发生明显而灵敏的收缩，则表示标本的兴奋性良好，即可将标本放在盛有任氏液的平皿中，以保持其兴奋性。

【注意事项】

1. 用玻璃分针分离，不可用金属镊子提镊神经和腓肠肌，并尽量避免过度牵拉。
2. 结扎跟腱时，线应扎紧神经，以免实验过程中滑脱。
3. 避免蟾酥溅入眼内，在破坏脑和脊髓时，不要因过分刺激位于眼睛后方的酥囊而使蟾酥外溅。若不慎溅入眼内，可立即用清水冲洗数次。

实验二　神经干动作电位的测定

扫码"学一学"

扫码"看一看"

【实验目的】

学习生物电活动的细胞外记录法；观察坐骨神经干动作电位的基本波形、潜伏期、幅值以及时程。

【实验原理】

神经组织属于可兴奋组织，其兴奋的客观标志是产生动作电位，即当受到有效刺激时，膜电位在静息电位的基础上将发生一系列的快速、可逆、可扩布的电位变化。动作电位可以沿着神经纤维传导，在神经细胞外表面，已兴奋的部位带负电，未兴奋的部位带正电。采用电生理学实验方法可以引导出此电位差或电位变化，根据引导的方式不同，所记录到的动作电位可呈现单向或双向的波形。

由于坐骨神经干是由许多神经纤维组成的，所以其产生的动作电位是众多神经纤维动作电位的叠加，即为一个复合动作电位。这些神经纤维的兴奋性是不同的，所以在一定范围内增大刺激强度可以使电位幅度增大，这和单一细胞产生的动作电位是有区别的。本实验所引导出的动作电位即为坐骨神经干的复合动作电位。

【实验对象】

蛙或蟾蜍

【实验材料】

两栖类手术器械 1 套，滴管，BL-420 生物机能实验系统，神经屏蔽盒，刺激电极，接收电极，任氏液。

【实验步骤】

1. 制备坐骨神经干标本　坐骨神经干标本的制备方法与制备坐骨神经-腓肠肌标本相似。首先按照制备坐骨神经-腓肠肌标本的方法分离坐骨神经，当游离至膝关节处时，在腓肠肌两侧找到胫神经和腓神经，任选其一剪断，然后分离留下的一支直至足趾并剪断。

保留与坐骨神经相连的一小段脊柱，其余组织均剪除。此时，即制成了坐骨神经干标本。将标本浸于任氏液中，待其兴奋性稳定后开始实验。

2. 连接标本与实验仪器 棉球沾任氏液擦拭神经标本屏蔽盒内的电极，将标本的脊柱端置于屏蔽盒的刺激电极端（即 0 刻度端），其神经部分横搭在各个电极上。

取出 BL-420 生物机能实验系统专用刺激电极，将其插头插在与主机"刺激"插口中，另一端的两个鳄鱼夹分别夹在屏蔽盒左侧的两个刺激接口上。红色接正极，黑色接负极。保持两鳄鱼夹的间距为 1cm。

取出 BL-420 生物机能实验系统专用生物电信号引导电极。引导电极的一端是一个 5 芯插口，将该插口与主机的 1 通道相连；另一端有三个不同颜色的鳄鱼夹，其中黑色的夹子用于接地，夹在屏蔽盒的接地接口上并和屏蔽盒本身的接地鳄鱼夹相对应的接在同一电极上；红色的夹子引导正电信号；黄色的夹子引导负电信号，分别夹在屏蔽盒的两个接收电极接口上（红、黄鳄鱼夹的连接位置可以任选，但要保证间距为 1cm，且所接的电极上搭有神经）。

3. 打开计算机进入 BL-420 生物机能实验系统，开始实验数据的采集 菜单条中点击"实验项目"按钮，在"肌肉神经实验"中选择"神经干动作电位的引导"，进入该实验模块。此时 1 通道的信号类型位置已标注为"动作电位"。

（1）观察双向动作电位 在窗口下方刺激器栏中将刺激类型定为"单刺激"，强度定为"1.5V"，之后单击右侧的"启动/停止"刺激按钮，此时在 1 通道中可观察到一个刺激伪迹和随后出现的双向动作电位。此双向动作电位的第一相和第二相的方向相反（先上后下），注意两者是否对称。

（2）观察单向动作电位 用一小块浸有高浓度 KCl 溶液的滤纸片贴附在后一个记录电极上或用眼科镊夹伤两个记录电极之间的神经，按上述刺激条件给予刺激，可见到双向动作电位的第二相逐渐减小，数分钟后完全消失，此时得到的即为单向动作电位。

（3）刺激强度与复合动作电位幅度的关系 用上述记录单向动作电位的方法进行如下实验。打开"刺激器设置对话框"，选择对话框中的"设置"面板，在"模式"下拉菜单中选择"细电压"；在"方式"下拉菜单中选择"单刺激"，将强度调整为最小值即 0.005V，并开始刺激。注意观察此时 1 通道是否有动作电位波形出现，之后逐渐增大刺激强度，并仔细观察，直至当强度增大到某一特定数值时，波形突然出现，标志着此时在神经干中兴奋性最好的某个神经纤维发出了一个动作电位。那么引起这第一个动作电位的刺激强度即为该神经纤维的阈值，该刺激称阈刺激。

（4）进一步增大刺激强度，观察不同神经纤维共同产生的复合电位的幅度以及刺激伪迹的变化。待复合电位的幅度不再随刺激强度而增大时，记录此时的刺激强度值，即为最大刺激。再继续增大刺激强度，观察波形是否变化。

【注意事项】

1. 标本的神经部分一定要尽量长一些，并应仔细清除附着于神经干上的结缔组织及血管。

2. 神经在屏蔽盒中摆放时不可折叠，并应与各个电极均接触良好。

3. 实验过程中屏蔽盒盖应保持关闭。

实验三　红细胞渗透脆性测定

扫码"学一学"

扫码"看一看"

【实验目的】

学习红细胞渗透脆性的测定方法；了解细胞外液的渗透压对维持细胞正常形态和功能的重要性。

【实验原理】

在临床或生理实验中使用的各种溶液，其渗透压与血浆渗透压相等的称为等渗溶液，如5%葡萄糖溶液和0.9% NaCl溶液；其渗透压高于或低于血浆渗透压的分别称为高渗溶液或低渗溶液。红细胞在等渗溶液中其形态和大小可保持不变。若将红细胞置于渗透压递减的一系列低渗盐溶液中，红细胞逐渐胀大甚至破裂而发生溶血。正常红细胞膜对低渗盐溶液具有一定的抵抗力，这种抵抗力的大小可作为红细胞渗透脆性的指标。对低渗盐溶液抵抗力小，表示渗透脆性高，红细胞容易破裂；反之，表示脆性低。正常人的红细胞一般在0.40~0.44%氯化钠溶液中开始溶血，表示该血液中抵抗力最小的红细胞在该浓度氯化钠溶液中发生溶血，0.32%~0.36%氯化钠溶液中完全溶血，表示该血液中抵抗力最大的红细胞在该浓度氯化钠溶液也发生溶血。前者代表红细胞的最大脆性，后者代表红细胞的最小脆性。

【实验对象】

人或家兔

【实验材料】

试管架、小试管10支、2ml吸管3支、消毒的2ml注射器及8号针头、棉签、1%氯化钠溶液、蒸馏水、枸橼酸钠。

【实验步骤】

1. 制备不同浓度的低渗盐溶液　取干燥洁净的小试管10支，编号排列在试管架上，按表5-1所示，分别向试管内加入1%氯化钠溶液和蒸馏水并混匀，配制成0.70%~0.25%的10种不同浓度的氯化钠低渗溶液。

表5-1　不同浓度低渗溶液的配制

试管编号	1	2	3	4	5	6	7	8	9	10
1% NaCl（ml）	1.40	1.30	1.20	1.10	1.00	0.90	0.80	0.70	0.60	0.50
蒸馏水（ml）	0.60	0.70	0.80	0.90	1.00	1.10	1.20	1.30	1.40	1.50
NaCl浓度（%）	0.70	0.65	0.60	0.55	0.50	0.45	0.40	0.35	0.30	0.25

2. 制备抗凝血　用干燥的2ml注射器从兔耳缘静脉取血1ml，并加入抗凝剂。将抗凝血立即依次向10支试管内各加1滴，轻轻颠倒混匀，切勿用力振荡，室温下静置1小时，然后根据混合液的色调进行观察。

【观察项目】

1. 如果试管内液体下层为浑浊红色，上层为无色透明，说明红细胞完全没有溶血。

2. 如果试管内液体下层为浑浊红色，而上层出现透明红色，表示部分红细胞破裂，称为不完全溶血。

3. 如果试管内液体完全变成透明红色，说明红细胞全部破裂，称为完全溶血。此时该溶液浓度即为红细胞最大抵抗力。

4. 记录红细胞脆性范围，即最小抵抗力时的溶液浓度和最大抵抗力时的溶液浓度。

【注意事项】

1. 不同浓度的低渗氯化钠溶液的配制应准确。

2. 小试管必须清洁干燥。

3. 在光线明亮处进行观察。

4. 为使各管加血量相同，加血时持针角度应一致。

5. 血液滴入试管后，立即轻轻混匀，避免血液凝固和假象溶血。

扫码"学一学"

扫码"看一看"

实验四　血液凝固

【实验目的】

观察了解血液凝固的基本过程及影响因素。

【实验原理】

血液由流动的溶胶状态变成不能流动的凝胶状态，这一过程称血液凝固。血液凝固过程可分为三个阶段：凝血酶原激活物的形成，凝血酶原激活成凝血酶，纤维蛋白原转变为纤维蛋白。血液凝固过程受许多理化因素和生物因素的影响。当控制这些因素时，便能加速、延缓甚至阻止血液凝固。

【实验对象】

家兔

【实验材料】

小试管、滴管、1ml 吸管、100ml 烧杯、温度计、恒温水浴、冰块、3% 氯化钙溶液、3.8% 枸橼酸钠溶液、肝素、生理盐水。

【实验步骤】

1. 兔颈总动脉插管　从兔耳缘静脉缓慢注入 25% 氨基甲酸乙酯（4ml/kg），待其麻醉后，背位固定于手术台上。剪去颈部的毛，沿正中线切开颈部皮肤 5~7cm，分离皮下组织和肌肉，暴露气管，在气管两侧的深部找到颈总动脉，分离出一侧颈总动脉，在其下穿过两条线，一线将颈总动脉于远离心脏端结扎，另一线备用（供固定动脉插管用）。在颈总动脉近心脏端用动脉夹夹闭动脉，然后在远心端结扎的下方用眼科剪做一斜切口，向心脏方向插入动脉插管，用丝线固定，需要放血时开启动脉夹即可。

2. 制备兔脑浸出液 将兔脑取出，剥去血管及脑膜，洗净血液，称重，放入乳钵中研碎。然后按每克脑组织加生理盐水 10ml 的比例，混匀，离心，取其上清液置冰箱中备用。

【观察项目】

1. 观察纤维蛋白原在凝血过程中的作用 取 100ml 烧杯一只，自兔颈总动脉放血，边放血边用竹签按同一方向搅拌，使凝血过程中产生的纤维蛋白缠绕到竹签上，直到血液中的纤维蛋白全部除去。用水轻轻冲洗竹签上的血。观察纤维蛋白的形状和颜色，以及去纤维蛋白的血液是否会凝固。

2. 血液凝固的加速和延缓 取干洁的小试管 6 支并编号 1、2、3、4、5、6，按表 5-2 准备各种不同的实验条件。由颈总动脉插管放血，各管加血 1ml，每 30 秒倾斜试管一次，直到血液凝固而不再流动为止。记录血液凝固时间。

表 5-2 影响血液凝固的因素

试管编号	实验条件	凝血时间
1	放棉花少许，加血 2ml	
2	用液状石蜡润滑试管内表面，加血 2ml	
3	加血 2ml，保温在 37℃水浴槽中	
4	加血 2ml，放在冷水浴槽中	
5	加肝素 8U，加血 2ml 混匀	
6	加枸橼酸钠 1~2mg，加血 2ml 混匀，15 分钟后若不凝，加 3% $CaCl_2$ 2 滴，观察是否凝固	

【注意事项】

1. 准确记录凝血时间。

2. 不应过于频繁摇动试管，应每隔 30 秒将试管倾斜，以试管内血液不再流动为已凝固的标准。

3. 每管滴加试剂的量要一致。

实验五 出血时间测定

【实验目的】

本实验的目的是学习出血时间的测定方法及了解其临床意义。

【实验原理】

出血时间是指从刺破皮肤毛细血管后，血液自行流出到出血自行停止所需的时间。毛细血管和小血管受到损伤时，受损伤的血管立即收缩，局部血流减慢，血小板发生黏着与聚集，同时血小板释放血管活性物质及 ADP，形成血小板血栓，有效堵住伤口，使出血停

扫码"学一学"

扫码"看一看"

止。因此，测定出血时间可了解毛细血管的功能及血小板的质和量是否正常。

正常人的出血时间为 1～4 分钟。出血时间延长常见于血小板数量减少和血小板功能异常的患者，偶见于毛细血管有缺陷的患者。

【实验对象】

人

【实验材料】

采血针、吸水纸、秒表、消毒棉球、75% 酒精棉球。

【实验步骤】

1. 用 75% 酒精棉球消毒耳垂或无名指端，待干燥后，用消毒采血针刺入 2～3mm 深，让血液自然流出，勿挤压，自血液流出时起计算时间。

2. 每隔 30 秒用吸水纸吸干流出的血液一次，直至无血液流出。注意吸水纸勿接触伤口，以免影响结果的准确性。

【观察项目】

记录开始出血至止血的时间，或计算吸水纸上的血点数并除以 2 即为出血时间。

【注意事项】

1. 刺血过程应严格消毒，采血针要一人一针，不能混用。
2. 针刺皮肤不要太浅，使血自然流出，不要挤压。
3. 如果出血时间超过 15 分钟，应停止实验，进行止血。

实验六　凝血时间测定

【实验目的】

了解凝血时间的测定方法及临床意义。

【实验原理】

血液离体后接触带负电荷的表面（如玻璃器材）时，凝血过程始动，一系列凝血因子相继激活，最后使纤维蛋白原转变为纤维蛋白，完成血液凝固。

凝血时间是指血液从离开血管后至完全凝固所需的时间。凝血时间的长短取决于凝血因子的量与活性，而受血小板的数量及毛细血管的脆性影响较小。凝血时间延长，表示凝血功能异常，往往是由于血浆中缺乏某种凝血因子所致。严重的血小板减少也可使凝血时间延长。临床上某些血液病如血友病、维生素 K 缺乏症的鉴别，需要测定凝血时间。凝血时间正常值：玻片法 2～5 分钟，试管法 4～12 分钟。

扫码"学一学"

扫码"看一看"

【实验对象】

人

【实验材料】

采血针、玻片、秒表、棉球、棉签、试管架、小试管、消毒 5ml 注射器、75％酒精棉球、碘酒。

【实验步骤与项目观察】

1. 玻片法 用 75％酒精棉球消毒耳垂或指尖，用消毒的采血针刺入 2～3mm 深，让血自然流出，用干棉球轻轻拭去第一滴血液，待血液重新自然流出，立即开始计时，以清洁干燥的载玻片接取血液一大滴（直径为 5～10mm），2 分钟后，每隔 30 秒用针尖轻挑血一次，直至挑起细纤维蛋白丝为止，所需时间即为凝血时间。

2. 试管法 取 3 支洁净小试管，排列于试管架上。碘酒、酒精消毒皮肤，由静脉采血。当血液进入注射器后即换另一付注射器（不要拔出针头）抽血，并立即开动秒表计时，抽血 3ml。取下注射器针头，沿管壁缓缓注血入 3 支小试管中，每管 1ml，置于 37℃水浴中。于血液离体后 4 分钟，每隔 30 秒将第一管倾斜一次（约 30°），观察血液是否流动，直至试管倒置血液不再流动（凝固）为止，再依次观察第 2 管、第 3 管。以第 3 管的凝固时间作为凝血时间。

【注意事项】

1. 用针挑血时，应沿一定方向自血滴边缘向里轻挑，勿多方向不停地挑动，以致破坏血液凝固的纤维蛋白网结构，造成不凝的假象。

2. 同时做出血时间和凝血时间测定，一般在不同部位刺两针分别采取。但如果第一针自然流血较多，也可接血一大滴做凝血时间测定，30 秒后，用滤纸吸血测定出血时间。

3. 采用试管法时，试管必须清洁、干燥，内径一致，静脉采血要顺利，不得混入组织液，血液不能产生泡沫，倾斜试管动作要轻，角度要小，尽量减少血液与管壁接触的面积。

实验七　ABO 血型的鉴定

【实验目的】

1. 通过本实验学会用标准血清抗 A、抗 B 鉴定 ABO 血型系统血型的方法。
2. 加深理解血型检验在输血中的重要性。

【实验原理】

依据红细胞上凝集原（A，B 凝集原）的种类和有无，可将 ABO 血型系统分为 A 型、B 型、AB 型和 O 型四类。当凝集原与血清中相应的凝集素（抗 A，抗 B）相遇时，即会发生红细胞凝集反应。故可利用已知标准血清抗 A、抗 B，分别与被测者红细胞混合，根据是否发生红细胞凝集，判断红细胞所含的凝集原，从而鉴定其血型。

扫码"学一学"

扫码"看一看"

【实验对象】

人

【实验材料】

标准血清抗 A、抗 B，双凹玻片，采血笔，采血针，竹签，75%酒精棉球，笔，显微镜。

【实验步骤】

1. 取玻片一块，用笔在两端分别标明 A、B 字样。

2. 在 A、B 侧凹面中央分别滴入标准血清抗 A 和抗 B 各一滴，注意不可混淆。

3. 用75%酒精消毒耳垂，以消毒过的采血笔刺破皮肤，待血流出，用小竹签两端自血滴中取血少许，分别放入抗 A 和抗 B 血清中混匀（放入抗 A 的竹签一头切不能再放入抗 B 中，反之亦然）。

4. 静置10分钟后，观察是否发生凝集反应，如不能确定，可放在低倍显微镜下观察或30分钟后最后确定。

5. 根据有无凝集现象判断血型（图 5 - 5）。

【注意事项】

1. 为了便于鉴别，抗 A 呈蓝色，抗 B 呈黄色。

2. 采血时要尽量避免用力挤压手指，以免发生溶血影响结果。

3. 使用牙签时牙签两端不可混用。

4. 采血后要迅速与标准血清混匀，以防血液凝固。

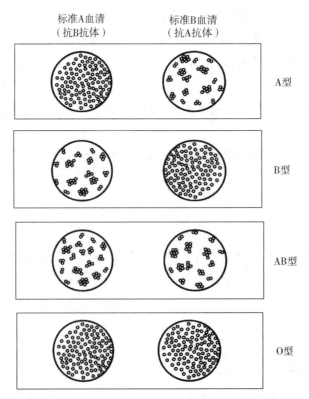

图 5 - 5　ABO 血型判断

扫码"学一学"

扫码"看一看"

实验八　期前收缩与代偿间歇

【实验目的】

通过在心脏活动不同时期给予刺激，以验证心肌每兴奋一次其兴奋性发生的周期性变化，观察心肌不应期，期前收缩和代偿间歇，并分析其机制。

【实验原理】

心肌每兴奋一次，其兴奋性就发生一次周期性的变化。心肌兴奋性周期性变化的特点在于其有效不应期特别长，约相当于整个收缩期和舒张早期。因此，在心脏的收缩期和舒张早期内，任何刺激均不能引起心肌兴奋和收缩。但在舒张早期之后，一次较强的阈上刺激就可以在正常节律性兴奋到达心肌以前产生一次提前出现的兴奋和收缩，称之为期前兴奋和期前收缩。同理，期前兴奋也有不应期。因此，下一次正常的窦性节律性兴奋到达时正好落在期前兴奋的有效不应期内，便不能引起心肌兴奋和收缩，这样期前收缩之后就会出现一个较长的舒张期，称为代偿间歇。

【实验对象】

蛙或蟾蜍

【实验材料】

两栖类手术器械、万能支台、张力换能器、滴管、蛙心夹、微调固定器、刺激电极、BL-420 生物机能实验系统、任氏液。

【实验步骤】

1. 蛙心标本制备

（1）取蟾蜍破坏脑和脊髓，仰卧位固定于蛙板上。从剑突下将胸部皮肤向上剪开（或剪掉），再剪掉胸骨，打开心包，暴露心脏。

（2）将有连线的蛙心夹在心室舒张期夹住心尖，蛙心夹的线头连至张力换能器的悬梁臂。此线应有一定的紧张度。将刺激电极固定于万能支台，使其电极与心室接触。

2. 连接实验仪器装置　张力换能器接 BL-420 生物机能实验系统第一通道（亦可选择其他通道）。刺激电极与生物信号采集处理系统的刺激输出相连。

3. 蟾蜍心室期前收缩与代偿间歇的观察　打开计算机，启动 BL-420 生物机能实验系统，点击菜单中的"信号输入"，在一通道选"张力"。在实验项目中选"循环实验"，在子菜单中选"期前收缩与代偿间歇"（可根据实验实际情况调整各参数）。

【观察项目】

1. 描记正常蛙心的搏动曲线，观察曲线的收缩相和舒张相。

2. 用中等强度的单刺激分别在心室收缩期和舒张早期刺激心室，观察能否引起期前收缩。

3. 用同等强度的刺激在心室舒张早期之后刺激心室，观察有无期前收缩的出现。刺激如能引起期前收缩，观察其后是否出现代偿间歇。

【注意事项】

1. 破坏蟾蜍脑和脊髓要完全。
2. 蛙心夹与张力换能器间的连线应有一定的紧张度。
3. 注意滴加任氏液，以保持蛙心适宜的环境。

扫码"学一学"

扫码"看一看"

实验九 影响心脏活动的体液因素

【实验目的】

学习离体蛙心的灌流方法，并观察 K^+、Na^+、Ca^{2+}、肾上腺素、乙酰胆碱、$NaHCO_3$ 等体液因素对心脏活动的影响。

【实验原理】

作为蛙心起搏点的静脉窦能按一定节律自动产生兴奋，因此，只要将离体的蛙心保持在适宜的环境中，在一定时间内仍能产生节律性兴奋和收缩活动；另一方面，心脏正常的节律性活动有赖于内环境理化因素的相对稳定，若改变灌流液的成分，则可引起心脏活动的改变。

【实验对象】

蛙或蟾蜍

【实验材料】

两栖类手术器械、任氏液、滴管、蛙心夹、蛙心插管、微调固定器、万能支台、滑轮、搪瓷杯、丝线、张力换能器、BL－420 生物机能实验系统、0.65% 氯化钠溶液、3% 氯化钙溶液、1% 氯化钾溶液、1∶10000 肾上腺素溶液、1∶10000 乙酰胆碱溶液、2.5% $NaHCO_3$。

【实验步骤】

1. 离体蛙心制备

（1）取蟾蜍毁坏脑和脊髓，仰卧位固定于蛙板上。从剑突下将胸部皮肤向上剪开（或剪掉），然后剪掉胸骨，打开心包，暴露心脏。（图 5 - 6 ~ 5 - 8）

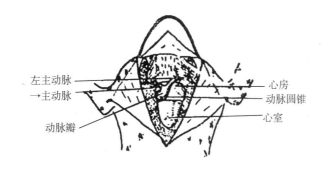

图 5 - 6　暴露蟾蜍心脏

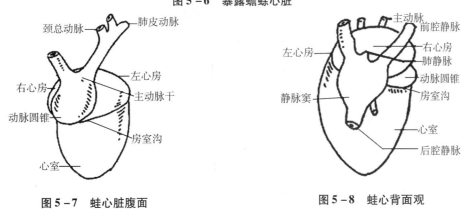

图 5 - 7　蛙心脏腹面

图 5 - 8　蛙心背面观

（2）在主动脉干下方穿引两根线，一条在主动脉上端结扎做插管时牵引用，另一根则在动脉圆锥上方系一松结，用于结扎和固定蛙心插管。

（3）左手持左主动脉上方的结扎线，用眼科剪在松结上方左主动脉根部剪一小斜口，右手将盛有少许任氏液的大小适宜的蛙心插管由此剪口处插入动脉圆锥，当插管头部到达动脉圆锥时，再将插管稍稍后退，并转向心室中央方向，在心室收缩期插入心室。判断蛙心插管是否进入心室，可根据插管内任氏液的液面是否能随心室的舒缩而上下波动来定。如蛙心插管已进入心室，则将预先准备好的松结扎紧，并固定在蛙心插管的侧钩上，以免蛙心插管滑出心室。剪断主动脉左右分支（图 5 - 9）。

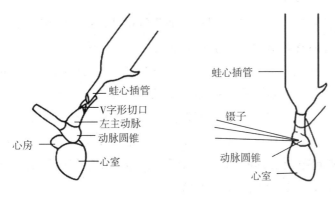

图 5 - 9　心室插管

（4）轻提起蛙心插管以抬高心脏，用一线在静脉窦与腔静脉交界处做一结扎，结扎线应尽量向下移，以免伤及静脉窦。在结扎线外侧剪断所有组织，将蛙心游离出来。

（5）用任氏液反复换洗蛙心插管内含血的任氏液，直至蛙心插管内无血液残留为止。

此时，离体蛙心已制备成功，可供实验。

2. 连接实验仪器装置

（1）将蛙心插管固定在铁支架上，用蛙心夹在心室舒张期夹住心尖，并将蛙心夹的线头连至张力换能器的悬梁臂上。此线应有一定的紧张度。

（2）张力换能器输出线接 BL-420 生物机能实验系统第一通道（亦可选择其他通道）（图 5-10）。

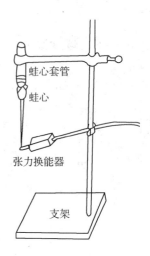

蛙心套管
蛙心
张力换能器
支架

图 5-10 蛙心灌流

3. 打开计算机启动 BL-420 生物机能实验系统，点击菜单"实验/实验项目"，按计算机提示逐步进入离体蛙心灌流的实验项目（可根据实验实际情况调整各参数）。

【观察项目】

1. 描记正常的蛙心搏动曲线，注意观察心跳频率、强度及心室的收缩和舒张程度。

2. 把蛙心插管内的任氏液全部更换为 0.65% 氯化钠溶液，观察心跳变化。

3. 吸出 0.65% 氯化钠溶液，用任氏液反复换洗数次，待曲线恢复稳定状态后，再在任氏液内滴加 3% 氯化钙溶液 1~2 滴，观察心跳变化。

4. 将含有氯化钙的任氏液吸出，用任氏液反复换洗，待曲线恢复稳定状态后，在任氏液中滴加 1% 氯化钾溶液 1~2 滴，观察心跳变化。

5. 将含有氯化钾的任氏液吸出，用任氏液反复换洗，待曲线恢复稳定状态后，再在任氏液中加 1:10000 的肾上腺素溶液 1~2 滴，观察心跳变化。

6. 将含有肾上腺素的任氏液吸出，用任氏液反复换洗，待曲线恢复稳定状态后，再在任氏液中加 1:10000 的乙酰胆碱溶液 1~2 滴，观察心跳变化。

7. 将含有乙酰胆碱的任氏液吸出，用任氏液反复换洗，待曲线恢复稳定状态后，再在任氏液中加 1% 乳酸溶液 1~2 滴，观察心跳变化。

【注意事项】

1. 制备蛙心标本时，勿伤及静脉窦。

2. 上述各实验项目，一旦出现效应，应立即用任氏液换洗，以免心肌受损，并且必须待心跳恢复稳定状态后方能进行下一步实验。

3. 蛙心插管内液面应保持恒定，以免影响结果。

4. 加药品和换取任氏液必须及时做标记，以便分清项目观察效果。

5. 吸取任氏液和吸取蛙心插管内溶液的吸管应区分专用，不可混淆使用，而且吸管不能接触蛙心插管，以免影响实验结果。

实验十　人体心音听诊

扫码"学一学"

扫码"看一看"

【实验目的】

掌握心音听诊方法，正常心音的特点及其产生原理，为临床心音听诊奠定基础。

熟悉听诊器的主要结构和使用方法，指出心音听诊部位，初步学会分辨第一心音和第二心音。

【实验原理】

心脏泵血过程中，由于瓣膜关闭和血流冲击等因素而产生心音。将听诊器置于胸前壁可听到两次音调不同的心音，分别称为第一心音（S_1）和第二心音（S_2）。S_1 标志着心缩期开始，S_2 标志着心舒期开始。各个瓣膜均有特定的听诊部位，当某心瓣膜病变而产生杂音时，则在该瓣膜听诊区听得最清楚。

【实验对象】

人

【实验材料】

听诊器

【实验步骤】

1. 受试者解开上衣，裸露前胸，取坐位或卧位。检查者坐在受试者对面或站在受试者卧床的右侧。

2. 检查者使耳件的弯曲方向与外耳道一致（向前弯曲），将听诊器耳件塞入外耳道，用右手拇、示、中指轻持听诊器胸件，紧贴受试者心尖波动处听取心音，在心前区胸壁上的任何部位皆可听到两个心音，并仔细区分 S_1 或 S_2。

3. 确定各瓣膜听诊区（图 5-11）

（1）左房室瓣（二尖瓣）听诊区　左锁骨中线第五肋间稍内侧部（心尖部）。

（2）右房室瓣（三尖瓣）听诊区　胸骨右缘第四肋间或胸骨剑突下。

（3）主动脉瓣听诊区　第一听诊区为胸骨右缘第二肋间。第二听诊区为胸骨左缘第三肋间。

（4）肺动脉瓣听诊区　胸骨左缘第二肋间。

4. 心音听诊顺序

（1）按二尖瓣、肺动脉瓣、主动脉瓣及三尖瓣听诊区逆时针顺序进行听诊（二尖瓣→

肺动脉瓣→主动脉瓣→三尖瓣）

（2）按二尖瓣、主动脉瓣、肺动脉瓣及三尖瓣听诊区倒 8 字形顺序进行听诊（二尖瓣→主动脉瓣→肺动脉瓣→三尖瓣）

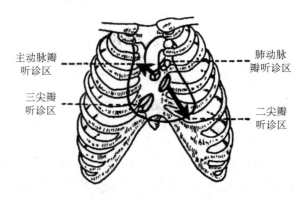

主动脉瓣听诊区　三尖瓣听诊区　肺动脉瓣听诊区　二尖瓣听诊区

图 5 – 11　心音听诊示意

5. S₁ 和 S₂ 的鉴别法

（1）按心音的性质　S_1 音调低，持续时间长；S_2 音调高，持续时间较短。

（2）按两次心音的间隔时间　S_1 与 S_2 间隔时间较短，S_2 与下一次 S_1 之间的间隔时间较长。

（3）与心尖搏动同时听到的心音为 S_1。

【注意事项】

1. 保持室内环境安静。

2. 听诊器胸件按于听诊部位，不宜过重或过轻。

3. 不能隔着衣服听诊，以防衣服和听诊器摩擦音的干扰。

实验十一　人体动脉血压的测量

【实验目的】

了解间接测定动脉血压的原理，掌握人体动脉血压的测定方法，正常值及其生理波动。

【实验原理】

动脉血压即流动的血液对单位面积动脉管壁的侧压力。一般所说的动脉血压是指主动脉压。由于在大动脉中血压降落幅度很小，故通常以上臂肱动脉血压代表主动脉压。测量肱动脉的收缩压与舒张压时一般采用血压计和听诊器结合的 Koroukoff 氏听诊法，即根据从外表压住动脉所必需的压力来测定该动脉的血压。

通常血液在血管内流动时并不产生声音，但流经血管狭窄处形成湍流时则可发出声音。测量血压时，将袖带缠绕于上臂，用橡皮球向带内打气加压，经皮肤施加于肱动脉壁上，当带内压力超过动脉内收缩压，肱动脉内血流被完全阻断，此时用听诊器在受压的肱动脉远端听不到声音。而后旋动橡皮球处的螺丝帽徐徐放气减压，当带内压力低于肱动脉收缩

扫码"学一学"

扫码"看一看"

压而高于舒张压时，血液将陆续地流过受压血管，形成湍流而发出声音，可在被压的肱动脉远端听到该声音，此时血压计指示的压力相当于收缩压；继续放气，使外加压力等于舒张压时，则血管内血流由断续变成连续，声音突然由强变弱或消失，此时血压计指示的压力为舒张压。

【实验对象】

人

【实验材料】

听诊器、血压计。

【实验步骤】

1. 熟悉血压计的结构及使用方法。

2. 测定准备

（1）受试者静坐 5 分钟，脱去一侧衣袖。松开血压计橡皮球上的螺丝帽，排出袖带内残留气体，然后将螺丝帽旋紧。

（2）受试者前臂平放，掌心向上，前臂与心脏位置等高，将袖带缠于上臂，袖带下缘位于肘关节上 2cm 处。

（3）检查者戴好听诊器（耳件弯曲方向与外耳道一致），在肘窝内侧触及肱动脉搏动，并将听诊器胸件置于搏动处。

【观察项目】

1. 挤压橡皮气球将空气打入袖带内，使血压表上水银柱逐渐上升到听诊器内听不到脉搏音为止，继续打气使水银柱再上升 20mm（一般打气至 180mmHg 左右）。随即松开气球螺丝帽，缓缓放气，减低袖带内压。在水银柱缓降的同时仔细听诊，如听到第一声微弱的"崩崩"样脉搏音时，此时血压表上所示水银柱刻度即代表收缩压。

2. 继续缓缓放气，这时声音发生一系列变化，先由低变高，而后由高突然变低，最后则完全消失。在声音由强突然变弱这一瞬间，血压表上所示水银柱刻度即代表舒张压，也可以声音突然消失时血压计所示水银柱刻度来代表。二者可有 5 ~ 10mmHg 误差。

3. 重复测定 3 次，记录测定值，以收缩压/舒张压［kPa（mmHg）］表示。

【注意事项】

1. 保持环境安静，受试者尽量安静放松。
2. 手臂、血压计必须与心脏水平等高。
3. 袖带缠缚松紧适宜，听诊器的胸件不要塞在袖带下。
4. 重复测定血压时，每次要将袖带里的气体排净。

扫码"学一学"

扫码"看一看"

实验十二　人体体表心电图描记

【实验目的】

掌握人体体表心电图的描记方法和正常心电图的波形，了解各波形的测量和分析方法。

【实验原理】

在一个心动周期中，由窦房结发出的兴奋，按一定途径和时程，依次传向心房和心室，引起整个心脏的兴奋。心脏各部分兴奋过程中的电变化及其时间顺序、方向和途径等都有一定规律，这些电变化通过心脏周围的导电组织和体液这个容积导体传导到体表，将测量电极放置在人体表面的一定部位引导和记录到的心脏电变化曲线，就是临床上常规记录的心电图。心电图对心脏起搏点传导功能的判断和分析，以及心律失常、房室肥大、心肌损伤的诊断具有重要价值。

【实验对象】

人

【实验材料】

心电图机、电极糊（导电膏）、75%酒精棉球、3%盐水棉球、分规、诊察床。

【实验步骤】

1. 心电图的描记

（1）接好心电图机的电源线，地线和导联线，接通电源，预热 3 ~ 5 分钟。

（2）受试者仰卧于诊察床上，全身肌肉放松。在手腕、足踝和胸前安放引导电极，V1 在胸骨右缘第 4 肋间，V2 在胸骨左缘第 4 肋间，V3 在 V2 与 V4 连线的中点，V4 在左锁骨中线与第五肋间相交处,；V5 在左腋前线第 5 肋间，V6 在左腋中线第 5 肋间，接上导联线。为了保证导电良好，可在引导电极部位涂上少许电极糊。导联线的连接方法是：红色 - 右手，黄色 - 左手，绿色 - 左足，黑色 - 右足（接地）（图 5 - 12）。

（3）心电图机定标，使 lmV 标准电压推动描笔向上移动 10mm，然后依次打开导联开关，记录Ⅰ、Ⅱ、Ⅲ、aVR、aVL、aVF、V1、V3、V5 导联的心电图。

（4）取下心电图记录纸，进行分析。

2. 心电图的分析

（1）波幅和时间的测量

1）波幅　当 lmV 的标准电压使基线上移 10mm 时，纵坐标每一小格（1mm）代表 0.1mV。测量波幅时，凡向上的波形，其波幅沿基线的上缘量至波峰的顶点；凡向下的波形，其波幅应从基线的下缘量至波峰的底点。

2）时间　心电图机的纸速由心电图机固定转速的马达所控制，一般分为 25mm/s 和 50mm/s 两档，常用的是 25mm/s。这时心电图纸上横坐标的每一小格（1mm）代表 0.04 秒

（图 5 – 13）。

（2）波形的辨认和分析

1）心电图各波形的分析　在心电图记录纸上辨认出 P 波，QRS 波群和 T 波，并根据各波的起点确定 P – R 间期和 Q – T 间期。测定 Ⅱ 导联中 P 波、QRS 波群、T 波的时间和电压，并测量 P – R 间期和 Q – T 间期的时间。测量波宽时，从该波的一侧内缘量至另一侧内缘。

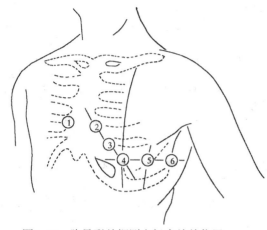

图5–12　胸导联的探测电极安放的位置

①胸骨右缘第四肋间；②胸骨左缘第四肋间；③为②与④的中点；④左锁骨中线与第五肋间交点；⑤为④水平与左腋前线交点；⑥为④水平与左腋中线交点

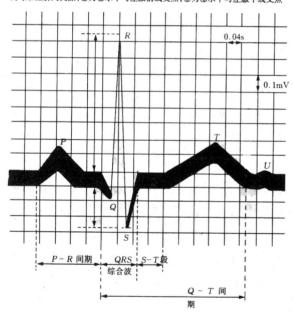

图 5 – 13　心电图波形及测量图

2）心率的测定　测定相邻的两个心动周期中的 P 波与 P 波或 R 波与 R 波的间隔时间，按下列公式进行计算，求出心率。如心动周期的时间间距显著不等时，可将 5 个心动周期的 P – P 或 R – R 间隔时间加以平均，取得平均值，代入下列公式：

心率 =60/P – P 或 R – R 间隔时间（秒）次/分

3）心律的分析　包括主导节律的判定，心律是否规则整齐，有无期前收缩或异位节律出现等。

窦性心律的心电图表现：P 波在 II 导联中直立，aVR 导联中倒置；P – R 间期在 0.12 秒以上。如果心电图中的最大 P – P 间隔和最小 P – P 间隔时间相差 0.12 秒以上，称为窦性心律不齐。成年人正常窦性心律的心率为 60 ~ 100 次/分。

【注意事项】

1. 描记心电图时，受试者静卧，全身肌肉放松。
2. 室内温度应以 22℃ 为宜，避免低温时肌电收缩的干扰。
3. 电极和皮肤应紧密接触，防止干扰和基线漂移。

实验十三　家兔动脉血压的调节

【实验目的】

学习家兔动脉血压的直接测量方法，观察神经和体液因素对心血管活动的调节。

【实验原理】

心脏受交感神经和副交感神经支配。心交感神经兴奋使心跳加快加强，传导加速，从而使心输出量增加。支配心脏的副交感神经是迷走神经，兴奋时心率减慢，心脏收缩力减弱，传导速度减慢，从而使心输出量减少。

支配血管的自主神经绝大多数属于交感缩血管神经，兴奋时血管收缩，外周阻力增加，同时由于容量血管收缩，促进静脉回流，心输出量亦增加。

心血管中枢通过反射作用调节心血管的活动，改变心输出量和外周阻力，从而调节动脉血压。

心血管活动除受神经调节外，还受体液因素的调节，其中最重要的是肾上腺素和去甲肾上腺素。它们对心血管的作用既有共性，又有特殊性。肾上腺素对 α 受体与 β 受体均有激活作用，使心跳加快，收缩力加强，传导加快，心输出量增加。它对血管的作用取决于两种受体中哪一种占优势。去甲肾上腺素主要激活 α 受体，对 β 受体作用很小，因而使外周阻力增加，动脉血压升高。其对心脏的作用远较肾上腺素为弱。静脉内注入去甲肾上腺素时，血压升高，启动减压反射，可反射性地引起心跳减慢。本实验通过动脉血压的变化来反映心血管活动的变化。

【实验对象】

家兔

【实验材料】

哺乳类动物手术器械、兔手术台、BL – 420 生物机能实验系统、压力换能器、电刺激器、保护电极、照明灯、铁支架、双凹夹、烧瓶夹、试管夹、气管插管、动脉夹、三通开关、动脉导管、放血插管、注射器（1ml，5ml，20ml）、有色丝线、纱布、棉花、25% 氨基

扫码"学一学"

扫码"看一看"

甲酸乙酯、1000U/ml 肝素生理盐水、1:10000 肾上腺素、1:10000 去甲肾上腺素溶液、生理盐水。

【实验步骤】

1. 连接实验仪器装置　将压力换能器固定在铁支架上，换能器的位置大致与心脏在同一水平。将动脉导管经三通开关与压力换能器正中的一个输入接口相接，压力换能器侧管上的输入接口与另一三通开关连接。压力换能器的输入信号插头与 BL-420 生物机能实验系统的信号放大器输入盒的某通道相连。用注射器通过三通开关向压力换能器及动脉导管内注满肝素生理盐水，排尽气泡，然后关闭三通开关备用。若压力换能器事先没有定标，要对压力换能器定标，定标方法见实验指导绪论"BL-420 生物机能实验系统"。将刺激电极输入端与 BL-420 生物机能实验系统或电刺激器的刺激输出口相连，将刺激电极输出端与保护电极相连。

打开计算机启动 BL-420 生物机能实验系统，点击菜单"实验/实验项目"，按计算机提示逐步进入动脉血压记录的实验项目（可根据实验实际情况调整各参数）。

2. 手术

（1）动物的麻醉与固定　用 25% 氨基甲酸乙酯每千克体重 4ml 的剂量由耳缘静脉缓慢注入。动物麻醉后，仰卧位固定于手术台上。

（2）气管插管　剪去颈部的毛，沿颈正中线做 5~7 cm 的皮肤切口。分离皮下组织及肌肉，暴露、分离气管。在气管下方穿一丝线，于甲状软骨下方 2~3cm 处做倒"T"形切口，插入气管插管，以丝线结扎固定。

（3）分离颈部神经和血管　在气管两侧辨别并分离颈总动脉、迷走神经、交感神经和降压神经。三条神经中，迷走神经最粗，交感神经次之，降压神经最细，常与交感神经紧贴在一起（图 5-13）。分别在各神经下方穿以不同颜色的丝线备用。分离时特别注意不要过度牵拉，并随时用生理盐水湿润，颈总动脉下方穿两条线备用。

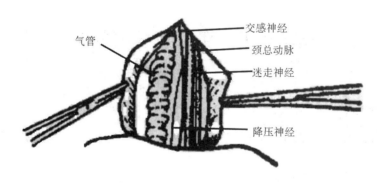

图 5-13　颈部神经和血管示意图

（4）动脉插管　静脉注射肝素（1000U/kg）以抗血凝。在左侧颈总动脉的近心端夹一动脉夹，并在动脉远心端距动脉夹约 3cm 处结扎。用小剪刀在结扎线的近侧剪一小口，向心脏方向插入动脉插管，用备用的线结扎固定。利用头端结扎线将动脉插管再次结扎固定。

（5）记录血压　启动 BL-420 生物机能实验系统进入测量状态。小心松开动脉夹，即可记录动脉血压曲线。

【观察项目】

1. 观察正常血压曲线 辨认血压波的一级波和二级波，有时可见三级波。

2. 牵拉颈总动脉 手持右侧颈总动脉远心端的结扎线，向心脏方向牵拉 5 ~ 10 秒，观察血压变化。

3. 夹闭颈总动脉 用动脉夹夹闭右侧颈总动脉 15 秒，观察血压的变化。

4. 电刺激降压神经 用设置的成串刺激刺激降压神经，观察血压的变化。在神经中部双结扎并中间剪断，分别刺激其中枢端与外周端，观察血压的变化。

5. 电刺激迷走神经 结扎并剪断右侧迷走神经，电刺激其外周端，观察血压的变化。

6. 静脉注射肾上腺素 由耳缘静脉注入 1∶10000 肾上腺素 0.3ml，观察血压变化。

7. 静脉注射去甲肾上腺素 由耳缘静脉注入 1∶10000 去甲肾上腺素 0.3ml，观察血压的变化。

8. 放血、补液 从右侧颈总动脉或股动脉插管放血 20 ~ 50ml，观察血压的变化，然后迅速补充 37℃生理盐水 20 ~ 50ml，观察血压的变化。

【注意事项】

1. 麻醉药注射量要准，速度要慢，同时注意呼吸变化，以免过量引起动物死亡。如实验时间过长，动物苏醒挣扎，可适量补充麻醉药。

2. 在整个实验过程中，要保持动脉插管与动脉方向一致，防止刺破血管或引起压力传递障碍。

3. 每项实验前要有对照记录，施加条件时要有标记，实验完毕后加以注释。

4. 注意保护神经不要过度牵拉，并经常保持湿润。

5. 实验中注入药物较多，注意保护耳缘静脉。最后一项观察因放血后血压降低，血管充盈不良，静脉穿刺困难，应在放血前做好补液准备。

扫码"学一学"

扫码"看一看"

实验十四　兔降压神经放电

【实验目的】

学习引导降压神经放电的电生理学实验方法；观察动脉血压变化与降压神经放电的关系。

【实验原理】

当动脉血压升高或降低时，压力感受器的传入冲动也随之增加或减少，通过中枢机制引起心率、心肌收缩力、心输出量、血管阻力等发生相应变化，使动脉血压降低或回升，从而调节血压相对稳定，这一反射称为降压反射。家兔降压反射的主动脉弓压力感受器的传入神经在颈部单独成一束，称为主动脉神经或降压神经。它是降压反射的传入神经，可将感受器感受血压变化的传入冲动传送到中枢。用电生理学实验方法可引导显示并记录降压神经放电，同时用监听器监听降压神经放电的声音。

【实验对象】

家兔

【实验材料】

哺乳类动物手术器械、兔手术台、BL-420 生物机能实验系统、引导电极、电极架、注射器、玻璃分针、烧杯、棉球及丝线、纱布、皮兜架、滴管、液状石蜡、生理盐水、利血平、25% 氨基甲酸乙酯、1:10000 肾上腺素溶液、1:10000 乙酰胆碱溶液。

【实验步骤】

1. 手术

（1）麻醉和固定 用 25% 氨基甲酸乙酯，按每千克体重 4ml 的剂量从兔耳缘静脉缓慢注入，待动物麻醉后，取仰卧位固定于兔手术台上。

（2）分离降压神经 颈部剪毛，在颈部正中切开皮肤（为 6~8cm），钝性分离皮下组织及肌肉，暴露气管。沿气管两侧小心分离降压神经（如头发粗细）和颈总动脉，穿线备用。

（3）颈总动脉插管。

（4）做保护皮兜并安置电极 将颈部皮肤缝在皮兜架上，做成皮兜。向内滴入温热的液状石蜡，浸没神经和电极，以防神经干燥，并起绝缘、保温作用。将引导电极固定在电极架上，用备用线提起降压神经并搭到引导电极的神经钩上，注意神经不可牵拉过紧。引导电极应悬空并固定于电极支架上，不能触及周围组织，将接地线就近夹在皮肤切口组织上。

2. 连接实验仪器装置

（1）神经放电引导电极接到 BL-420 生物机能实验系统第 1 通道上，记录降压神经放电。

（2）颈总动脉插管通过压力换能器输入到生物信号采集处理系统第 2 通道上，记录动脉血压曲线变化。

（3）打开示波器显示，或打开计算机启动 BL-420 生物机能实验系统，点击菜单"实验/实验项目"，按计算机提示逐步进入降压神经放电的实验项目。参数设置见表 13-17（可根据实验实际情况调整各参数）。

【观察项目】

1. 正常降压神经放电 降压神经伴随血压波动而呈现群集性放电，电压 100~200μV；从监听器中可听到如火车开动样的"轰轰"声。

2. 压迫颈动脉窦 观察降压神经群集性放电和动脉血压曲线的变化。

3. 夹闭颈动脉 观察降压神经群集性放电和动脉血压曲线的变化。

4. 注射肾上腺素 从耳缘静脉注射 1:10000 肾上腺素 0.3ml，观察降压神经群集性放电和动脉血压曲线的变化。

5. 注射乙酰胆碱 从耳缘静脉注射 1:10000 乙酰胆碱 0.3ml，观察降压神经群集性放电和动脉血压曲线的变化。

6. 注射利血平 从耳缘静脉注射利血平 2mg，观察降压神经群集性放电和动脉血压曲线的变化。

【注意事项】

1. 麻醉不宜过浅，以免动物躁动，产生肌电干扰。
2. 仪器和动物均要接地，并注意适当屏蔽。
3. 分离神经时动作要轻柔，不要牵拉；分离后及时滴加温热液状石蜡，以防止神经干燥，并可保温。
4. 保持神经与引导电极接触良好；引导电极不可触及周围组织，以免带来干扰。

扫码"学一学"

扫码"看一看"

实验十五　呼吸运动的调节

【实验目的】

通过描记兔呼吸运动曲线观察各种因素对呼吸运动的影响。

【实验原理】

呼吸运动能够有节律地进行，并能适应机体代谢的需要，是由于呼吸中枢调节的缘故。正常节律性呼吸运动是呼吸中枢节律性活动的反映，是在中枢神经系统参与下，通过多种传入冲动的作用，反射性地调节呼吸的频率和深度来完成的。其中较重要的调节活动有呼吸中枢的直接调节和肺牵张反射、化学感受器等的反射性调节。因此，体内外各种刺激可以作用于中枢或通过不同的感受器反射性地影响呼吸运动。

【实验对象】

家兔

【实验材料】

哺乳类动物手术器械、兔手术台、气管插管、注射器（20ml，5ml）、50cm 长橡皮管一条、BL－420 生物机能实验系统、呼吸流量传感器、纱布、丝线、刺激电极、钠石灰瓶、25% 氨基甲酸乙酯溶液、3% 乳酸溶液、二氧化碳球囊、生理盐水。

【实验步骤】

1. 手术

（1）麻醉和固定　用 25% 氨基甲酸乙酯按每千克体重 4ml 的剂量从兔耳缘静脉缓慢注入，待动物麻醉后，取仰卧位将兔固定于兔手术台上。剪去颈部的毛。

（2）插气管插管　沿颈部正中切开皮肤，用止血钳钝性分离气管，在甲状软骨以下剪开气管，插入 Y 形气管插管，用棉线将气管插管结扎固定。气管插管的两个侧管各连接一3cm 长的橡皮管。

（3）分离迷走神经　在颈部分离出两侧迷走神经，在神经下穿线备用。手术完毕后用热生理盐水纱布覆盖手术伤口部位。

2. 连接实验仪器装置

（1）将气管插管一个侧管通过呼吸流量传感器连至 BL – 420 生物机能实验系统第 1 通道上，记录呼吸运动曲线。

（2）打开计算机启动 BL – 420 生物机能实验系统，点击菜单"实验/实验项目"，按计算机提示逐步进入呼吸运动调节的实验项目（可根据实验实际情况调整各参数）。

【观察项目】

1. 平静呼吸　记录呼吸运动和胸膜腔内压曲线，作为对照，认清曲线与呼吸运动的关系。

2. 用力呼吸　在吸气末和呼气末，分别夹闭气管插管两侧管，此时动物虽用力呼吸，但不能呼出肺内气体或吸入外界气体，处于憋气的用力呼吸状态。观察和记录此时的呼吸运动。

3. 增加吸入气中二氧化碳浓度　将装有二氧化碳的球囊导气管口对准气管插管，逐渐松开螺旋夹，使二氧化碳气流缓慢地随吸入气进入气管，观察高浓度二氧化碳对呼吸运动和胸膜腔内压曲线的影响。呼吸运动发生明显变化后，夹闭二氧化碳球囊，观察呼吸运动。

4. 低氧　将气管插管的侧管通过钠石灰瓶与盛有一定容量空气的气囊相连。这时家兔呼吸时，吸入气囊空气中的氧，但它呼出的二氧化碳被钠石灰吸收。因此，呼吸一段时间，气囊内的氧越来越少，但二氧化碳含量并没有增多。观察动物低氧时呼吸运动的变化情况。

5. 增大无效腔　将 50cm 长的橡皮管用小玻璃管连接在侧管上，家兔通过此橡皮管进行呼吸。观察经一段时间后的呼吸运动线变化。

6. 血中酸性物质增多　用 5ml 注射器，由耳缘静脉较快地注入 3% 乳酸 2ml，观察此时呼吸运动的变化。

7. 迷走神经在呼吸运动中的作用　描记一段对照呼吸曲线后，先切断一侧迷走神经，观察呼吸运动和胸膜腔内压曲线有何变化。再切断另一侧迷走神经，观察呼吸运动和胸膜腔内压曲线的变化。然后用中等强度电流刺激一侧迷走神经中枢端，再观察呼吸运动的变化。

【注意事项】

1. 气管插管时，应注意止血，并将气管分泌物清理干净。气管插管的侧管上的夹子在呼吸运动实验过程中不能更动，以便比较实验前、后呼吸运动曲线的变化幅度。

2. 每项观察项目前均应有正常描记曲线作为对照。每项观察时间不宜过长，出现效应后应立即去掉施加因素，待呼吸运动恢复正常后再进行下一项观察。

3. 经耳缘静脉注射乳酸时，注意不要刺穿静脉，以免乳酸外漏，引起动物躁动。电极刺激迷走神经中枢端之前，一定要调整好刺激强度，以免因刺激强度过强而造成动物全身肌肉紧张，发生屏气，影响实验结果。

扫码"学一学"

扫码"看一看"

实验十六　胸膜腔内压和气胸

【实验目的】

学习测定胸膜腔内压的方法，了解影响胸膜腔内压变化的因素。

【实验原理】

平静呼吸时，胸膜腔内的压力（胸膜腔内压）虽随呼气和吸气而升降，但始终低于大气压（在肺内压等于大气压的情况下），称为胸内负压。若紧闭声门而用力呼气，使肺内压远高于大气压时，则胸膜腔内压可高于大气压而呈正压。倘因创伤或其他原因使胸膜腔与大气相通，因外界开放性空气进入胸膜腔形成气胸，此时胸膜腔内压便和大气压相等，不再呈现负压，肺亦随之萎陷，形成气胸。

【实验对象】

家兔

【实验材料】

哺乳类动物手术器械、兔手术台、气管插管、注射器（20ml）、50cm 长橡皮管一条、BL－420 生物机能实验系统、呼吸流量传感器、压力换能器、纱布、丝线、胸内插管或粗穿刺针头、25% 氨基甲酸乙酯溶液。

【实验步骤】

1. 手术

（1）麻醉和固定　用 25% 氨基甲酸乙酯按每千克体重 4ml 的剂量从兔耳缘静脉缓慢注入，待动物麻醉后，取仰卧位将兔固定于兔手术台上。剪去颈部、剑突和右侧胸部的毛。

（2）插气管插管　沿颈部正中切开皮肤，用止血钳钝性分离气管，在甲状软骨以下剪开气管，插入 Y 形气管插管，用棉线将气管插管结扎固定。气管插管的两个侧管各连接一3cm 长的橡皮管。

（3）插胸内套管　将胸内套管尾端的塑料套管连至压力换能器（套管内不充灌生理盐水）。在兔右胸腋前线 4~5 肋骨之间，沿肋骨上缘做一长 2cm 的皮肤切口，用止血钳把插入点处的表层肌肉稍稍分离。将胸内插管的箭头形尖端从肋间插入胸膜腔后（此时可记录到曲线向零线下移位并随呼吸运动升高和降低，说明已插入胸膜腔内），迅速旋转 90^0 并向外牵引，使箭头形尖端的后缘紧贴胸廓内壁，将插管的长方形固定片同肋骨方向垂直，旋紧固定螺丝，胸膜腔将保持密封而不致漏气。也可用粗的穿刺针头（如腰椎穿刺针）代替胸内套管，则操作更为方便，无须切开及分离表层肌肉。将穿刺针头尾端的塑料套管连至压力换能器（套管内不充灌生理盐水），再将穿刺针头沿肋骨上缘顺肋骨方向斜插入胸膜腔，看到上述变化后，用胶布将针尾固定在胸部皮肤上，以防针头移位或滑出。

2. 连接实验仪器装置

（1）将气管插管的一个侧管通过呼吸流量传感器连至 BL－420 生物机能实验系统第 1 通道上，记录呼吸运动曲线。

（2）压力换能器连至 BL－420 生物机能实验系统第 2 通道上，记录胸膜腔内压曲线。

（3）打开计算机启动 BL－420 生物机能实验系统，点击菜单"实验/实验项目"，按计算机提示逐步进入呼吸运动调节的实验项目（可根据实验实际情况调整各参数）。

【观察项目】

1. 平静呼吸时的胸膜腔内压　根据呼吸波适当调整扫描速度及增益等参数，扫描速大致以每厘米纸画出一个呼吸周期为宜，记录一段正常呼吸波。对照胸膜腔内压曲线比较吸气时和呼气时的胸膜腔内压，读出胸膜腔内压数值（mmHg 数乘以 1.36 即为 cmH_2O 数）。

2. 加强呼吸运动的效应　将气管套管剩余一侧的玻璃管连接一根约 40mm 的橡皮管，增大无效腔，使呼吸运动加深加快。观察并记录深呼吸时的胸膜腔内压数值，此时的胸膜腔内压与平静呼吸时的胸膜腔内压有何异同。

3. 憋气的效应　在吸气末或呼气末，分别堵塞或夹闭气管套管两侧管。此时动物虽用力呼吸，但不能呼出肺内气体或吸入外界气体，处于用力憋气状态。观察此时胸膜腔内压变动的最大幅度，胸膜腔内压是否可高于大气压？

4. 气胸　上腹部剑突处做切口，将腹腔内脏下推，可观察到膈肌运动。然后沿第 7 肋骨的上缘切开皮肤，用止血钳分离切断肋间肌，造成一约 1cm 长的创口，使胸膜腔与大气相通，造成了开放性气胸，此时观察胸膜腔内压是否仍低于大气压并随呼吸而升降？肺组织是否萎陷？用手术刀扩大创口并剪 5～6cm 长的一段肋骨，此时胸膜腔内压又有何改变？

【注意事项】

1. 插胸内套管时，切口不宜过大，动作要迅速，以免过多空气漏入胸膜腔。如用穿刺针，不要插得过猛过深，以免刺破肺组织和血管，形成气胸和出血过多。如果穿刺针刺入较深而未见压力变化，应转动一下针头或变换一下角度或拔出，看针头是否被堵塞。此法虽简便易行，但针头易被血凝块或组织块所堵塞，应加以注意。

2. 形成气胸后，可迅速封闭漏气的创口，并用注射器抽出胸膜腔内的气体，此时胸膜腔内压可重新呈现负压。

实验十七　胃肠运动的观察

【实验目的】

观察正常情况下胃肠运动的形式以及神经和某些药物对胃肠运动的影响。

【实验原理】

消化道平滑肌具有自动节律性、可以形成多种形式的运动，主要有紧张性收缩、蠕动、分节运动及摆动。在整体情况下，消化道平滑肌的运动受到神经和体液的调节。

扫码"学一学"

扫码"看一看"

【实验对象】

家兔

【实验器材】

哺乳动物手术器械、保护电极、25% 氨基甲酸乙酯、阿托品注射液、新斯的明注射液、1：10000 乙酰胆碱、1：10000 肾上腺素、生理盐水、滴管、注射器。

【实验步骤】

1. 麻醉 用 25% 氨基甲酸乙酯溶液将兔麻醉。用药量是每千克体重 4ml。

2. 气管插管 剪去兔颈中部的毛，沿颈部正中线切开皮肤，分离出气管。在气管上剪一倒 T 型切口，插入气管插管，并结扎固定。

3. 找神经 将腹中部的毛剪去，自剑突下沿腹壁正中线切开腹壁，打开腹腔，暴露出胃和肠。在膈下食管的末端及左侧肾上腺上方的腹后壁处，分别找出迷走神经前支和左侧内脏大神经，套以保护电极备用。

【观察项目】

1. 观察正常情况下的胃、肠运动形式，注意胃肠的蠕动和紧张度，以及小肠的蠕动、分节运动等。

2. 用重复电刺激迷走神经，观察胃肠运动的变化。

3. 用重复电刺激左侧内脏大神经，观察胃肠运动的变化。

4. 在一段肠管上滴加 1：10000 的乙酰胆碱 5~10 滴，观察肠管运动的变化。

5. 在一段肠管上滴加 1：10000 的肾上腺素 5~10 滴，观察肠管运动的变化。

6. 在一段肠管上滴加新斯的明 0.2mg，观察胃肠运动的变化。

7. 在新斯的明作用基础上，在该段肠管上滴加阿托品 0.5mg，观察胃肠运动的变化。

【注意事项】

1. 为避免胃肠暴露时间过长，腹腔内温度下降而影响胃肠活动，以及使胃肠表面干燥，应随时用温热生理盐水湿润胃肠。

2. 每更换一次药物前，都必须在肠管上滴加台氏液，以去掉其上一种药物的影响。

3. 要注意对家兔的保温（冬季）。

实验十八　影响尿生成的因素

【实验目的】

本实验通过影响肾小球有效滤过压及肾小管重吸收功能，观察血压与尿量的变化。同时通过利尿药的使用，理解和掌握利尿药的作用机制。

扫码"学一学"

扫码"看一看"

【实验原理】

尿生成的过程包括肾小球滤过、肾小管重吸收和分泌。原尿量的多少取决于有效滤过压；而终尿量的多少取决于有效滤过压和肾小管的重吸收，其中肾小管的重吸收是影响终尿的主要因素。

【实验动物】

家兔（于实验前1小时给予自来水40~50ml灌胃）

【实验材料】

BL-420生物机能实验系统、哺乳类动物手术器械一套、兔手术台、输尿管插管、保护电极、静脉输液装置一套、带针头塑料管一根、眼科剪、动脉夹、5ml注射器3支、10ml注射器2支、粗剪、试管架、酒精灯、烧杯、纱布、线、手术灯、缚兔带四根、5~10ml试管6支、刻度吸管（5ml）2支、量筒、三角烧瓶、滴定管、生理盐水、25%氨基甲酸乙酯、25%葡萄糖溶液、0.01%去甲肾上腺素、0.1%呋塞米溶液、尿糖试纸、抗凝剂（3.8%枸橼酸钠溶液或肝素溶液）。

【实验步骤】

1. 麻醉与固定 25%氨基甲酸乙酯（每千克体重4ml）耳静脉缓缓注入将兔麻醉，用缚兔带将兔背位固定于兔手术台上。

2. 手术 剪去颈部兔毛，做颈部正中垂直切口，分离左侧颈总动脉，插入动脉插管，描记动脉血压。分离一侧迷走神经。用头皮输液针做耳静脉穿刺并固定，缓慢输入生理盐水（5~10滴/分）以保持静脉通畅。腹部手术找出膀胱做输尿管插管或直接进行尿道插管，将插管连接到记滴装置上。

按程序打开计算机及BL-420生物机能实验系统，单击菜单"实验项目"栏，弹出下拉菜单，选择"实验项目"菜单中"泌尿系统实验"的"影响尿生成的因素"项，测试血压描记、尿液记滴、时间描记及刺激符号等记录是否良好。

【观察项目】

1. 计数正常尿量滴数（滴/分）。

2. 家兔耳缘静脉注射37℃生理盐水20~40ml，观察并记录尿量变化。

3. 家兔耳缘静脉注射呋塞米溶液每千克体重1ml，观察并记录尿量的变化。

4. 家兔耳缘静脉注射0.01%去甲肾上腺素0.3ml，观察并记录尿量的变化。

5. 取尿液2滴进行尿糖定性试验，然后自家兔耳静脉注射20%葡萄糖溶液10ml，于尿量明显增多时再取尿液2滴做尿糖定性试验。

6. 家兔耳缘静脉注射垂体后叶素5U，观察尿量的变化。

7. 整理并记录，将尿量、尿糖、具体数据填入下表5-3并进行分析、讨论。

表5-3 尿生成的影响因素实验结果

项目	尿量（滴/分）		尿糖（-/+）	
	前	后	前	后
静脉注射生理盐水（20~40ml）				
静脉注射呋塞米（1ml/kg）				
静脉注射0.01%的去甲肾上腺素（0.3ml）				
静脉注射20%葡萄糖（10ml）				
静脉注射垂体后叶素5U				

【注意事项】

1. 手术过程中，操作应轻，尽量避免不必要的损伤，腹部切口也不宜太大，以防损伤性尿闭。

2. 分离输尿管与其周围组织时，要特别细心，避免出血。

3. 插入输尿管插管时，一定要插在输尿管管腔内，不要误入管壁肌层与黏膜之间，并勿使输尿管扭结，保证尿液通畅流出。

4. 注意保护耳缘静脉。静脉穿刺时应从耳尖开始，逐步移向耳根，才能多次利用此静脉进行注射。

5. 进行每项实验之前，应记录血压和尿量作为对照。每项实验之后应等药物（或刺激）效应基本消失，再进行下一项实验。

6. 观察实验效果一般约需几分钟（即1~5分钟），但有的项目（如呋塞米）需时稍长，可在5分钟以后观察。

7. 实验前应给家兔多食菜叶及水。

实验十九　人视觉功能测定

【实验目的】

掌握使用视力表测定视力的原理和方法。

【实验原理】

眼睛能分辨两点间最小距离的能力，称为视力（视敏度）。常用眼睛能分辨最小视角的倒数来表示视力。视角指两个光点的光线投入眼球，通过节点时所成的夹角。国际视力表即据此视角原理设计。目前我国规定测定视力用标准对数视力表。临床上当视角为1分角时，能分辨两个可视点的视力为正常视力，即在5m远处能看清视力表上1.0行的"E"字缺口处。

【实验对象】

人

扫码"学一学"

扫码"看一看"

【实验材料】

国际标准视力表、标准对数视力表、指示棒、遮眼罩、米尺。

【实验步骤】

1. 视力表挂在光线充足、均匀的墙壁上，表上第十行"E"的高度应与受试者眼睛在同一水平。

2. 受试者站在视力表前 5m 处，用遮眼罩遮住左眼，右眼看视力表，主试者用指示棒从表的一行开始，依次指点各符号，受试者按指示棒说出各符号的缺口方向，然后依次指向各行，直受试者完全不能分辨为止，此时即可从视力表上直接读出其视力值。

3. 用同样的方法测定左眼视力。

4. 如受试者对最上一行符号（即视力值为 0.1）都无法辨认，则令受试者向前移动，直至能辨认最上一行为止，此时再测量受试者与视力表的距离，按下列公式推出其视力。受试者视力 = 0.1 × 受试者与视力表的距离（m）/5m。

【注意事项】

1. 室内光线一定要充足且均匀。
2. 受试者与视力表的距离要测量准确。
3. 用遮眼罩遮眼时，勿压眼球，以防影响测试。

实验二十 视野测定

【实验目的】

学习检查视野方法，了解正常视野的范围及检测的意义。

【实验原理】

视野是指单眼固定注视前方一点时所能看到的空间范围。测定视野有助于了解视网膜、视神经或视觉传导通路和视觉中枢的功能。正常人的视野范围，鼻侧和上侧较窄，颞侧与下侧宽。在亮度相同的条件下，白色视野最大，黄、蓝次之，红色再次之，绿色最小。

【实验对象】

人

【实验材料】

视野计、各色视标、视野图纸、铅笔（白、黄、红、绿色）。

【实验步骤】

视野计的式样较多，常用的是弧形视野计，它是一个半圆弧形金属板，安在支架

扫码"学一学"

扫码"看一看"

上，可绕水平轴做 360°的旋转，旋转的角度可以从分度盘上读出。圆弧形外面有刻度，表示该点射向视网膜周边的光线与视轴所夹的角度，视野的界限就是以此角度来表示。在圆弧内面中央装有一面小镜子作为目标物，其对面的支架上附有托颌架与眼托架。此外，视野计都附有白、黄或蓝、红、绿视标。一般视野计都放置在光线充足的桌台上。

【观察项目】

1. 令受试者背对光线，面对视野计坐下，把下颌放在托颌架上，右侧眼眶下缘靠在眼托架上，调整托颌架的高度，使眼与弧架的中心点位于同一水平面上，先将弧架摆水平位置，遮住左眼，令右眼注视弧架的中心点，主试者首先选择白色视标沿弧架一端慢慢从周边向中央移动，随时询问受试者是否看见了视标，当受试者回答看见时，就将视标倒移回一段距离，然后再向中央移动，重复测试一次，待得出一致结果时，记下弧架上的相应经纬度数，并将测得的经纬度数记录在视野图上（图 5 - 15）。用同样方法，从弧架另一端测量。

将弧架顺时转动 45°角，重复上述操作，如此继续下去，操作 4 次，得出 8 个经纬度数值，将视野图上的 8 个经纬度数值依次连接起来，就得出白色视野的范围。

按照相同的操作方法，测出右眼的黄、红、绿各色视觉的视野，分别用黄、红、绿三色铅笔在视野图上标出。

2. 以同样方法，测定左眼的白、黄、红、绿四色的视野。

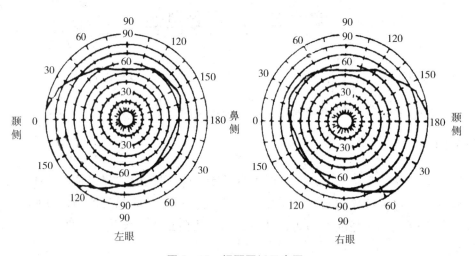

图 5 - 15 视野图纸示意图

【注意事项】

1. 测定过程中，受试者的被测眼始终凝视弧架的中心点，眼球不能任意移动，只能用"余光"观察视标。

2. 眼必须与弧架中心点保持同一水平。

扫码"学一学"

扫码"看一看"

实验二十一　瞳孔的调节反射和对光反射

【实验目的】

观察瞳孔的调节反射和对光反射，学会瞳孔对光反射的检查方法。

【实验原理】

看近物时，可反射性地引起双侧瞳孔缩小，减少射入眼的光线并减少眼折光系统的球面像差和色像差，使视网膜成像更为清晰，称为瞳孔调节反射。当射入眼的光线强弱发生变化时，可反射性地引起瞳孔直径发生相应的变化，从而调节射入眼的光线，称为瞳孔对光反射。这些反射都是视网膜受到光刺激后，通过中脑而传出的神经反射，检查这些反射可了解包括中脑在内的反射弧是否正常，有助于某些疾病定位诊断。

【实验对象】

人

【实验材料】

手电筒、遮光板。

【观察项目】

1. 瞳孔调节反射　令受试者注视正前方远处的物体，观察其瞳孔的大小，然后将物体由远处向受试者眼前移动，在此过程中观察受试者瞳孔大小的变化，同时注意两眼瞳孔间的距离有无变化。

2. 瞳孔对光反射

（1）在光线较暗处（或暗室内）先观察受试者两眼瞳孔的大小，然后用手电筒光照射受试者一侧瞳孔，观察该瞳孔的变化及停止照射时的瞳孔变化。

（2）在鼻梁上用遮光板将两眼视野隔开，再用手电筒光照射该侧瞳孔，观察另一侧瞳孔的变化。

【注意事项】

1. 瞳孔调节反射时，受试者两眼要直视物体。
2. 瞳孔对光反射时，受试者两眼需要直视远处，不可注视手电筒。

扫码"学一学"

扫码"看一看"

实验二十二　色盲检查

【实验目的】

学会检查色盲的方法。

【实验原理】

视网膜中有三种不同的视锥细胞，分别含有对红、绿、蓝三种颜色光线敏感的感光色素，他们对不同波长的敏感度不同。不同的色觉是这三种视锥细胞按不同比例受到刺激，不同的视神经冲动传到中枢所产生的。人眼可分辨约 150 种颜色，称为三元色学说。色盲是对全部颜色或部分颜色缺乏分辨能力，可分为全色盲或部分色盲。全色盲仅有明暗之分，而无颜色差别。部分色盲是缺乏对某种颜色的辨别能力，可分为红色盲、绿色盲和蓝色盲。色盲多是先天的，绝大多数是遗传性的，患者中以男性多见（男性有 8% 患有色盲，女性只有 5%）。

【实验对象】

人

【实验材料】

色盲检查、遮眼罩。

【实验步骤】

1. 色盲检查图种类多，在使用前，应详细阅读说明书。
2. 检查时，将色盲检查图谱放在明亮、均匀的自然光线下。
3. 检查者向被检查者逐页展示色盲图，让被检查者尽快回答其所见的数字、图形或线条，注意检查者回答是否正确，时间是否超过 30 秒，若有错误，可查阅色盲图中说明，确定被检查者属于哪一类色盲。

【注意事项】

室内光线一定要充足且均匀。

实验二十三　声音的传导途径

【实验目的】

学习听力检查方法，比较气传导和骨传导的听觉效果，了解听力检查在临床上的意义。

【实验原理】

声音由外界传入内耳可以通过两条途径：

气传导：声音经外耳、鼓膜、听骨链和卵圆窗传入内耳。

骨传导：声音直接作用于颅骨，经耳蜗骨壁传入内耳。

正常人以气传导为主，骨传导作用甚微，但对鉴别耳聋的性质具有一定的临床意义。

【实验对象】

人

扫码"学一学"

扫码"看一看"

【实验材料】

音叉（频率 256Hz 或 512Hz）、棉球。

【观察项目】

1. 比较同侧耳的气传导和骨传导（任内试验）

（1）任内试验阳性　室内保持肃静，受试者取坐位，检查者振动音叉后，立即将音叉柄底端置于受试者一侧颞骨乳突部，此时受试者可听到音叉响声，随时间推移，音响逐渐减弱，当受试者听不到声音时，立即将音叉移到同侧外耳道口 2cm 处，受试者又可听到响声。反之，先置音叉于外耳道口 2cm 处，待刚听不到响声时，立即将音叉移到颞骨乳突处，如受试者仍听不到声响，说明气传导大于骨传导，正常人气传导的时间比骨传导的时间长，临床上称为任内试验阳性。

（2）任内试验阴性　用棉球塞住受试者同侧外耳道（模拟气传导途径障碍），重复上述实验步骤，会出现气传导时间短于骨传导时间，临床上称为任内试验阴性。

2. 比较两耳骨传导（魏伯实验）

（1）试验者将震动的音叉柄底端置于受试者前额正中发际处或颅顶正中处，令其比较两耳听到的声音强度是否相等。正常人两耳所感受的声音强度是相等的。

（2）用棉球塞住受试者一侧外耳道，重复上述实验，询问受试者两耳听到的声音强度是否一样，偏向哪一侧。

临床上根据上述任内试验和魏伯试验的结果，大致可判断耳聋的性质。

（张兰兰　胡　庆）

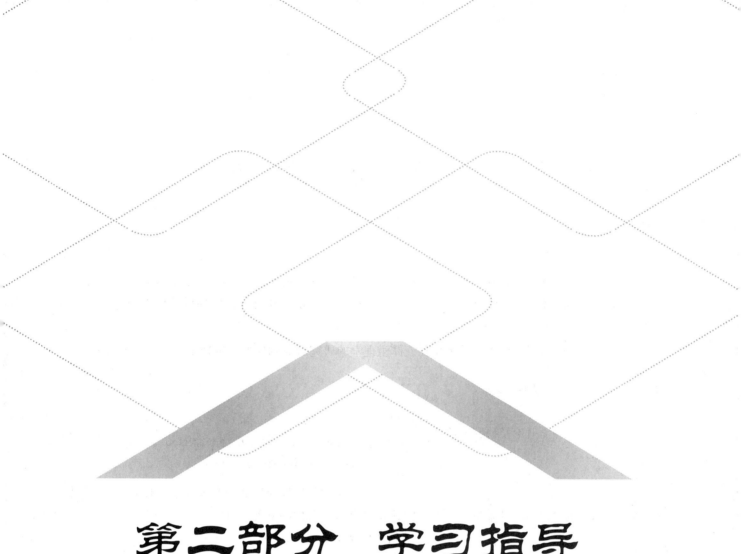

第二部分　学习指导

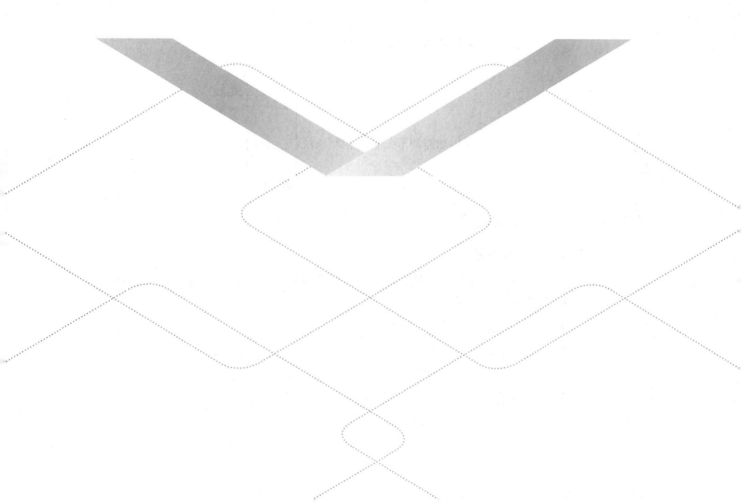

第一章　绪　论

一、课程标准

1. 学会　新陈代谢的概念；兴奋性的概念及其衡量指标；正、负反馈的概念和意义。

2. 说出　组织兴奋时兴奋性的周期性变化；刺激与反应；内环境及稳态概念；三种调节方式及具体的调节过程。

3. 理解　生理学的概念及人体生理学的研究对象和任务；生理学研究的三个水平。

二、知识要点

1. 生理学概论及研究方法法 {生理学的概念
人体生理学的研究对象和任务生理学研究的三个水平

2. 生命活动的基本特征 {新陈代谢：生命活动的最基本特征
兴奋性 {机体感受刺激产生反应的能力衡量兴奋性的指标——阈值
组织兴奋时兴奋性的变化
刺激与反应
生殖

3. 人体功能的调节 {人体功能的调节方式 {神经调节
体液调节
自身调节
人体功能调节的自动控制系统 {正反馈 {概念
意义
负反馈 {概念
意义
前馈

三、复习思考题

（一）名词解释

1. 兴奋性　2. 阈值　3. 新陈代谢　4. 内环境　5. 稳态　6. 反馈　7. 正反馈

8. 负反馈　9. 反射

（二）填空题

1. 生理学实验研究方法可分为_____、_____两类。

2. 生命活动的基本特征有_____、_____、_____、_____。

3. 机体或组织对刺激发生反应的能力或特性称为_____。

4. 机体以_____为基本结构和功能单位。

5. 反应的基本形式有_____和_____。

6. 阈值大小可反映_____的高低。

7. 应用坐骨神经腓肠肌标本，刺激坐骨神经引起肌肉收缩，称为_____。

8. 细胞外液是细胞直接生活的环境，故称为机体_____，它经常保持着_____的相对稳定状态，称为_____，为细胞的正常生命活动提供了必要条件。

9. 人体功能的调节方式有三种，它们分别是_____、_____、_____。

10. 人体功能调节最重要的方式是_____。

11. 反射活动的实现必须有完整的_____。

12. 条件反射是建立在_____基础上的反射活动。

13. 反射弧由_____、_____、_____、_____、_____五部分组成。

14. 在维持内环境稳态中，机体进行的调节过程一般属于_____反馈过程。

15. 一般当物质分解时，要_____能量。

（三）判断题

1. 组织或机体对刺激产生反应的能力或特性，称为兴奋性。

2. 阈值与兴奋性呈正变关系。

3. 判断组织兴奋性高低常用的指标是阈值。

4. 组织细胞由相对静止状态转化为活动状态或活动状态加强称为组织细胞的兴奋性。

5. 引起组织细胞产生反应的刺激强度称为阈强度，简称阈值。

6. 刺激强度达到阈值就可引起细胞兴奋。

7. 受刺激后细胞或机体的唯一反应形式是兴奋。

8. 生理学中将机体的细胞外液称为内环境。

9. 维持内环境稳态的重要调节方式是神经调节。

10. 在人体生理功能调节过程中，神经调节占主导作用，其作用特点是缓慢、广泛、持续时间长。

（四）选择题

[A 型题]

1. 人体生理学是研究（ ）

    A. 人体化学变化规律   B. 人体与环境之间的关系

    C. 人体正常功能活动的规律   D. 疾病过程的发生和发展规律

    E. 人体的结构组成

2. 下列实验中属于急性离体实验方法的是（ ）

    A. 刺激迷走神经离中端观察血压变化

    B. 静脉注射生理盐水观察尿量变化

    C. 观察吸入气中 CO_2 增加时呼吸运动的变化

    D. 利用坐骨神经标本观察刺激频率与收缩形式的关系

    E. 记录膈神经放电

3. 生命的最基本特征是（ ）

    A. 新陈代谢   B. 兴奋   C. 反馈

    D. 机体的完整统一性   E. 抑制

4. 可兴奋细胞包括 （   ）

    A. 神经细胞、肌细胞   B. 神经细胞、腺细胞

    C. 神经细胞、肌细胞、腺细胞   D. 神经细胞、肌细胞、骨细胞

    E. 神经细胞、肌细胞、脂肪细胞

5. 可兴奋细胞兴奋时共有的特征是产生 （   ）

    A. 收缩反应   B. 分泌   C. 神经冲动

    D. 动作电位   E. 离子运动

6. 衡量组织兴奋性的指标是 （   ）

    A. 动作电位   B. 静息电位   C. 刺激强度变化率

    D. 反应强度   E. 阈值

7. 机体对适宜刺激所产生的反应，由相对静止状态转变为活动状态，称为 （   ）

    A. 兴奋性   B. 兴奋   C. 适应性

    D. 抑制   E. 反应

8. 刺激引起机体反应需要具备三个基本条件分别是 （   ）

    A. 神经调节、体液调节和自身调节   B. 反应、反射和反馈

    C. 阈刺激、阈上刺激和阈下刺激   D. 兴奋、抑制和反应

    E. 刺激强度、刺激作用时间和刺激强度 – 时间变化率

9. 阈强度是指 （   ）

    A. 能够引起组织产生最大反应的最小刺激强度

    B. 能够引起组织兴奋的刺激强度

    C. 能够引起组织反应的最小刺激强度

    D. 能够引起组织兴奋的最适刺激强度

    E. 能够引起组织兴奋的最大刺激强度

10. 机体内环境是指 （   ）

    A. 体液   B. 细胞内液   C. 细胞外液

    D. 细胞内液 + 细胞外液   E. 血液

11. 机体内环境稳态是指其中 （   ）

    A. 化学成分保持相对稳定的状态

    B. 物理性质保持相对稳定的状态

    C. 理化性质保持相对稳定的状态

    D. 理化性质保持恒定不变的状态

    E. 物理性质保持恒定不变的状态

12. 大量发汗后快速大量饮用白开水，其最主要的危害是 （   ）

    A. 迅速扩充循环血量   B. 导致尿量明显增多

    C. 稀释胃肠道消化液   D. 稀释血浆蛋白浓度

    E. 破坏内环境的稳态

13. 神经调节的基本方式是 （   ）

    A. 反应   B. 反射   C. 正反馈

    D. 负反馈   E. 前馈调节

14. 机体处于寒冷环境时甲状腺激素分泌增多，引起产热增加是属于（ ）

    A. 神经调节　　　　　　　B. 体液调节　　　　　　　C. 神经 – 体液调节

    D. 自身调节　　　　　　　E. 反馈调节

15. 破坏中枢神经系统将使下列哪项消失（ ）

    A. 反应　　　　　　　　　B. 反射　　　　　　　　　C. 反应和反射

    D. 兴奋性　　　　　　　　E. 反馈

16. 条件反射的特点是（ ）

    A. 先天遗传获得　　　　　　　　　　　　B. 后天学习训练建立

    C. 反射弧固定不变　　　　　　　　　　　D. 中枢部位在低级中枢

    E. 中枢部位在延髓

17. 下列不属于非条件反射的生理过程是（ ）

    A. 食物入口引起唾液分泌

    B. 看到美味佳肴引起唾液分泌

    C. 敲击股四头肌腱引起膝关节伸直

    D. 风沙入眼引起流泪

    E. 瞳孔对光反射

18. 下列属于条件反射的生理过程是（ ）

    A. 天气炎热引起出汗

    B. 疼痛刺激引起局部肢体回缩

    C. 轻度缺氧引起呼吸加深加快

    D. 谈论酸梅会引起唾液分泌增加

    E. 进食后消化液分泌增多

19. 全身动脉血压变动于 12.0 ~ 24.0kPa 范围时，肾血流量仍然保持相对稳定是（ ）

    A. 神经调节　　　　　　　B. 体液调节　　　　　　　C. 自身调节

    D. 正反馈调节　　　　　　E. 神经 – 体液调节

20. 与体液调节相比，错误的是（ ）

    A. 神经调节发生快　　　　　　　　　　　B. 神经调节作用时间短

    C. 神经调节的范围广　　　　　　　　　　D. 神经调节起主导作用

    E. 神经调节作用准确

21. 胰岛 B 细胞分泌的胰岛素具有降低血糖作用，主要是通过（ ）

    A. 神经调节　　　　　　　B. 体液调节　　　　　　　C. 正反馈

    D. 前馈　　　　　　　　　E. 自身调节

22. 关于反射的描述，不正确的是（ ）

    A. 在中枢神经系统的参与下发生的规律性反应

    B. 结构基础为反射弧

    C. 是神经系统活动的基本过程

    D. 没有神经中枢也能发生发射

    E. 反射弧由五部分组成

23. 阻断反射弧中的任何一个环节，受损的调节是（ ）

A. 神经调节   B. 激素远距调节   C. 自身调节

D. 旁分泌调节   E. 自分泌调节

24. 正反馈调节的作用是使（ ）

A. 人体动脉血压相对稳定

B. 人体体液理化环境相对稳定

C. 人体体温保持相对稳定

D. 人体各种生理功能不断加强，从而发挥最大效应

E. 人体体液相对稳定

25. 下列哪项属于正反馈调节（ ）

A. 减压反射   B. 排尿反射   C. 肺牵张反射

D. 屈肌反射   E. 排便反射

26. 下列生理过程中，属于负反馈调节的是（ ）

A. 排尿反射   B. 瞳孔对光反射   C. 减压反射

D. 分娩   E. 血液凝固

27. 维持内环境稳态的重要调节方式是（ ）

A. 体液调节   B. 自身调节   C. 正反馈调节

D. 负反馈调节   E. 前馈控制

[B 型题]

(28~30 题共用备选答案)

A. 整体水平   B. 局部水平   C. 组织水平

D. 细胞、分子水平   E. 器官、系统水平感受器

28. 揭示细胞膜的物质跨膜转运机制，属于哪类研究（ ）

29. 探索神经轴突动作电位形成的离子机制，属于哪类研究（ ）

30. 阐明呼吸节律的形成机制，属于哪类研究（ ）

[X 型题]

31. 以下哪项属于细胞、分子水平的研究（ ）

A. 心脏生物电现象的原理   B. 突触传递的原理

C. 肌肉收缩的原理   D. 缺氧时肺通气的变化

E. 运动时心功能的变化

32. 神经调节的特点是（ ）

A. 出现反应迅速   B. 局限而精确

C. 作用持续时间较长   D. 作用范围广泛

E. 适于缓慢进行的一些生理过程的调节

33. 下列各项叙述，属于条件反射的是（ ）

A. 刺激性质与反应之间的关系不固定，灵活可变

B. 刺激性质与反应之间的关系由种族遗传决定

C. 需后天学习获得

D. 数量有限，比较恒定、少变或不变

E. 反射活动的适应性比较有限

34. 属于条件反射的有（　　）

    A. 食物入口引起唾液分泌　　　　　　B. 沙粒入眼引起流泪

    C. 望梅止渴　　　　　　　　　　　　D. 叩击髌腱引起小腿伸直

    E. 谈起美食引起唾液分泌

35. 反射弧组成包括（　　）

    A. 效应器　　　　　　B. 感受器　　　　　　C. 传出神经

    D. 神经中枢　　　　　E. 传入神经

（五）问答题

1. 试述神经调节与体液调节的特点，它们之间有何关系？

2. 兴奋和兴奋性有何区别？

3. 生命活动的基本特征？

4. 正反馈和负反馈的特点和生理意义各是什么？

5. 为什么称细胞外液是机体内环境？它的作用是什么？

四、参考答案

（一）名词解释

1. 机体或组织对刺激发生反应的能力或特性。

2. 指引起组织发生反应所需要的最小刺激强度。

3. 生物体不断地从自然界摄取营养物质，并把它们转化为自身的物质，同时又将自身的物质分解而排出体外，并释放能量以供给机体生命活动的需要，生物体这种自我更新的过程，称为新陈代谢。

4. 细胞的生存环境，即细胞外液。

5. 细胞外液的各种理化条件保持相对稳定的状态。

6. 受控部分反过来调节控制部分的过程。

7. 反馈作用与原效应作用一致，起促进或加强原效应的作用。

8. 反馈信息使控制系统的作用向相反效应转化。

9. 在中枢神经系统的参与下，机体对内外环境变化所发生的适应性反应。

（二）填空题

1. 急性实验　慢性实验

2. 新陈代谢　兴奋性　适应性　生殖

3. 兴奋性

4. 细胞

5. 兴奋　抑制

6. 兴奋性

7. 反应

8. 内环境　理化性质　稳态

9. 神经调节　体液调节　自身调节

10. 神经调节

11. 反射弧

12. 非条件反射

13. 感受器　传入神经　神经中枢　传出神经　效应器

14. 负

15. 释放

（三）判断题

1. √　2. ×　3. √　4. ×　5. ×　6. ×　7. ×　8. √　9. ×　10. ×

（四）选择题

1. C　2. D　3. A　4. C　5. D　6. E　7. B　8. E　9. C　10. C　11. C　12. E　13. B

14. C　15. B　16. B　17. B　18. D　19. C　20. C　21. B　22. D　23. A　24. D　25. B

26. C　27. D　28. D　29. D　30. E　31. ABC　32. AB　33. AC　34. CE　35. ABCDE

（五）问答题

1. 神经调节是指中枢神经系统的活动通过神经元的联系对机体各部分的调节。神经调节的基本方式为反射。神经调节的特点是作用较迅速，反应部位比较局限，作用时间较为暂短。体液调节主要是指内分泌细胞所分泌的激素，经血液运送到全身各处，对代谢、生长、发育、生殖等功能调节；也包括组织细胞产生的一些化学物质或代谢产物如 CO_2、乳酸等对局部的细胞或血管进行功能调节。其特点是作用缓慢，作用部位广泛，作用时间持久。一般来说，对于大多数器官，神经调节与体液调节是密切联系的、相辅相成的。总的来说，神经调节处于主导地位，这不仅是由于神经调节直接发挥控制作用，而且绝大多数内分泌细胞直接或间接地接受中枢神经系统控制，在这种情况下，体液调节仅相当于反射弧上传出通路的一个部分，故可称为神经－体液调节。

2. 兴奋性是指一切活细胞、组织或有机体对刺激产生反应的能力。而生物体对刺激引起的反应有两种表现：由相对静止变为活动或由弱的活动变为强的活动，称为兴奋；另一种是从活动状态转变为相对静止或由强的活动变为弱的活动，称为抑制。两者是不一样的。

3. 生命活动的基本特征有新陈代谢、兴奋性和生殖。

生物体不断地从自然界摄取营养物质，并把它转化为自身的物质，同时又将自身的物质分解而排出体外，并释放出能量以供给机体生命活动的需要，生物体这种新旧物质的更新过程称为新陈代谢。生物体只有不断在与环境进行物质和能量交换的基础上，才能实现自我更新，新陈代谢一旦停止，生命活动也就随之终止。因此，新陈代谢是一切生物体的最基本特征。

机体、组织、细胞对刺激发生反应的能力或特性，称为兴奋性。当环境条件发生变化时，机体可对这些环境条件的变化发生反应，以适应环境。它是生物能够生存的必要条件，所以兴奋性也是生命活动的基本特征。

生物体生长发育到一定阶段后，能够产生与自己相似的子代个体，这种功能称为生殖或自我复制。一切生物都是通过自我复制来延续种系的，所以，生殖也是生命活动的基本特征。

4. 受控部分反过来调节控制部分的过程称为反馈。反馈又分为正反馈和负反馈。

正反馈是指反馈作用与原效应作用一致，起促进或加强原效应的作用。如血液凝固、排尿反射。这些过程一旦被启动，就会通过正反馈使它们加强加快，直到全部过程完成为止。

负反馈是指反馈作用与原效应作用相反，即反馈后的效应向原效应的相反方向变化。如血压的调节。人体内相对稳定的生理功能，通常都是在负反馈的调节下得到维持的。

5. 细胞是人体结构和功能的基本单位，绝大多数是不与外界直接接触的，而是生活在体液之中。体液又分为细胞内液和细胞外液，人体摄入的营养物质必须通过细胞外液进入细胞，而细胞内的代谢产物也首先排入细胞外液最终排出体外。所以细胞外液是细胞直接生活的体内环境，故称为机体内环境。

内环境所起的作用是为机体细胞提供必要理化条件，使细胞的新陈代谢得以正常进行。

（关　欣　顾　宇）

第二章　细胞的基本功能

一、课程标准

1. 学会　常见的细胞跨膜物质转运方式、转运特点及各自转运的物质种类；易化扩散的分类；主动转运和被动转运的区别；学会静息电位、动作电位的概念；兴奋－收缩耦联的概念。

2. 说出　单纯扩散、通道转运、载体转运、主动转运的过程；参与易化扩散的蛋白质有哪两种；极化、去极化、超极化、复极化的概念；静息电位、动作电位产生的机制；动作电位的特点，动作电位产生的条件；局部兴奋的特点；神经－肌肉接头处兴奋传递过程；兴奋－收缩耦联的步骤和关键离子；肌肉的前负荷、后负荷、肌肉收缩能力对肌肉收缩的影响。

3. 理解　细胞膜的基本结构；出胞、入胞的过程；神经－肌肉接头的结构；兴奋在同一细胞上的传导机制；终池的作用，三联管的作用；等长收缩、等张收缩、单收缩、强直收缩的概念；细胞的信号转导功能。

二、知识要点

1. 细胞的跨膜物质转运功能
- 单纯扩散：CO_2、O_2 等物质的转运
- 易化扩散
  - 通道转运：K^+、Na^+ 等物质顺浓度差的转运
  - 载体转运：葡萄糖等物质的顺浓度差的转运
- 主动转运：K^+、Na^+ 等物质逆浓度差的转运
- 出胞、入胞

2. 细胞的信号转导功能
- 离子通道耦联受体介导的信号转导
- G－蛋白耦联受体介导的信号转导
- 酶耦联受体介导的信号转导
- 细胞内受体介导的信号转导

3. 细胞的生物电现象
- 静息电位
  - 概念：细胞在静息状态时，细胞膜两侧存在的电位差
  - 产生机制：K^+ 外流
- 动作电位
  - 概念：细胞受刺激时在静息电位基础上产生的快速的可传布的电位变化
  - 产生机制
    - 上升支：Na^+ 内流
    - 下降支：K^+ 外流
    - 后电位：钠泵转运
  - 产生条件：静息电位去极化达阈电位
  - 传导原理：局部电流

$$\text{4. 肌细胞的收缩功能} \begin{cases} \text{神经–骨骼肌肉接头处兴奋传递} \begin{cases} \text{接头处的结构} \\ \text{传递过程：电 – 化学 – 电三个环节} \\ \text{传递的特点} \begin{cases} \text{单向传递} \\ \text{时间延搁} \\ \text{易受环境变化的影响} \end{cases} \end{cases} \\ \text{骨骼肌的收缩原理} \begin{cases} \text{骨骼肌的兴奋 – 收缩耦联的概念} \\ \text{骨骼肌的兴奋 – 收缩耦联的过程} \end{cases} \\ \text{骨骼肌的收缩形式} \begin{cases} \text{等长收缩、等张收缩} \\ \text{单收缩、强直收缩} \end{cases} \\ \text{影响骨骼肌收缩的主要因素} \begin{cases} \text{前负荷} \\ \text{后负荷} \\ \text{肌肉收缩能力} \end{cases} \end{cases}$$

三、复习思考题

（一）名词解释

1. 单纯扩散 2. 易化扩散 3. 主动转运 4. 受体 5. 静息电位 6. 动作电位

7. 极化 8. 去极化 9. 超极化 10. 超射 11. 阈电位 12. 局部电位

13. 兴奋 – 收缩耦联 14. 等长收缩 15. 等张收缩 16. 前负荷 17. 后负荷

（二）填空

1. 细胞膜的物质转运形式有_____、_____、_____、_____四种。

2. 在细胞膜的物质转运形式中，不耗能的有_____和_____，耗能的有_____、_____和_____。

3. 钠泵的化学本质是膜上的_____，它具有_____的作用，当膜内_____浓度升高或膜外_____浓度升高时，分解 ATP 释放能量使_____离子泵入膜内，_____离子泵出膜外。

4. 参与易化扩散的蛋白质有两种，一种是_____，另一种是_____。

5. 易化扩散可分为_____和_____两种类型，他们都属于_____转运。

6. 载体转运的特点有_____、_____和_____。

7. 人体内 O_2 和 CO_2 通过细胞膜的转运方式是_____。

8. 通道转运包括_____、_____、_____三种类型。

9. 动作电位的特点_____、_____、_____。

10. 阈刺激或阈上刺激作用于细胞膜时能使膜电位发生_____极化，当膜电位达到_____时，即可爆发动作电位。

11. 从生物电角度看，兴奋表现为细胞膜的_____，抑制表现为细胞膜的_____。

12. 从生物电现象看，兴奋的标志是产生_____；细胞生理静息状态的标志是_____。

13. 动作电位在同一细胞上的传导特点有_____和_____。

14. 局部电位的特点_____、_____、_____。

15. 在静息电位状态下，膜对_____有较大的通透性，所以静息电位又称_____ _____平衡电位。

16. 动作电位的去极化过程主要是由于_____的_____形成的。

17. 细胞受到刺激时，膜内负电位值减小称为_____。

18. 可兴奋细胞兴奋的标志是产生_____。

19. 骨骼肌收缩的基本单位是_____。

20. 兴奋 - 收缩耦联的步骤_____、_____、_____。

21. 根据刺激的频率不同将肌肉的收缩分为_____和_____。

22. 强直收缩分为_____、_____。

23. 在有后负荷存在的条件下肌肉收缩之初总是先有_____收缩，然后才有_____收缩。

24. 在一定范围内，后负荷越大，骨骼肌收缩速度_____，产生的张力_____。

25. 骨骼肌兴奋 - 收缩耦联的关键离子是_____，其结构基础是_____。

26. 影响肌肉收缩的因素有_____、_____和_____。

27. 肌肉收缩前加上的负荷为_____负荷，在一定范围内它与肌肉_____成正变关系。

28. 肌原纤维主要由规则排列的_____和_____组成。

29. 粗肌丝由_____组成；细肌丝由_____、_____、_____组成。

30. 在细肌丝的滑行过程中，收缩蛋白指的是_____和_____；调节蛋白指的是_____和_____。

（三）判断题

1. 细胞膜上的载体和离子通道与物质的单纯扩散有关。

2. 细胞膜两侧只要离子分布不均衡，存在浓度差，即可形成跨膜电位。

3. 细胞安静时，存在于膜内外的电位差称为阈电位。

4. 动作电位幅度大小可反映组织细胞兴奋性高低。

5. 局部电位的大小与刺激的强度有关。

6. 钠泵的作用是逆电化学梯度将钠离子运出细胞，并将钾离子运入细胞。

7. 静息状态下细胞膜对钠离子和钾离子的通透性都很高。

8. 细胞超级化时兴奋性降低。

9. 动作电位的超射数值基本上是钠离子的平衡电位。

10. 与无髓神经纤维相比，有髓神经纤维的传导速度快、耗能多。

11. 神经纤维兴奋时，膜内电位转为 +30mV 的状态，称为超极化状态。

12. 静息电位主要是钾离子内流形成的。

13. 静息电位大小接近于钠离子平衡电位。

14. 安静时膜电位处于外正内负的状态，称为极化。

15. 第二信使在跨膜信号转导中不仅能传递信息，而且还有放大信息作用。

16. cAMP 是细胞跨膜信号传递的唯一第二信使。

17. 有机磷农药中毒以后，骨骼肌发生持续收缩。

18. 肌肉收缩时长度可以不变，仅张力发生变化。

19. 骨骼肌的收缩和舒张都是耗能的过程。

20. 骨骼肌的兴奋 – 收缩耦联因子是钙离子。

（四）选择题

[A 型题]

1. O_2 进出细胞属于（ ）

    A. 单纯扩散　　　　　　B. 载体转运　　　　　　C. 主动转运

    D. 继发性主动转运　　　E. 出胞

2. CO_2 进入红细胞的过程属于（ ）

    A. 单纯扩散　　　　　　B. 载体转运　　　　　　C. 主动转运

    D. 继发性主动转运　　　E. 出胞

3. 静息电位产生的机制是（ ）

    A. 钠离子内流　　　　　B. 钠离子外流　　　　　C. 钾离子内流

    D. 钾离子外流　　　　　E. 钙离子内流

4. 可兴奋细胞兴奋时，其本质的变化是（ ）

    A. 产生局部电位　　　　B. 功能活动的增强　　　C. 产生动作电位

    D. 膜的通道开放　　　　E. 膜的通透性增大

5. 载体中介的易化扩散产生饱和现象的机制是（ ）

    A. 跨膜梯度降低　　　　　　　　　　　B. 载体数量减少

    C. 能量不够　　　　　　　　　　　　　D. 载体数量所致的转运极限

    E. 疲劳

6. 单个细胞的动作电位波形不能完全融合的原因是（ ）

    A. 刺激强度不够　　　　B. 刺激频率不够　　　　C. 不应期

    D. 细胞兴奋性过高　　　E. 离子分布恢复不完全

7. 细胞受到刺激后其反应表现为（ ）

    A. 兴奋　　　　　　　　B. 抑制　　　　　　　　C. 兴奋性

    D. 兴奋和抑制　　　　　E. 兴奋或抑制

8. 中性粒细胞的吞噬过程属于（ ）

    A. 出胞　　　　　　　　B. 入胞　　　　　　　　C. 主动转运

    D. 单纯扩散　　　　　　E. 易化扩散

9. 下列哪种物质的转运是与钠离子协同进行的（ ）

    A. 葡萄糖　　　　　　　B. 甘油　　　　　　　　C. 脂肪

    D. 水　　　　　　　　　E. 蛋白质

10. 主动转运主要依靠膜上的（ ）

    A. 通道蛋白　　　　　　B. 泵蛋白　　　　　　　C. 受体蛋白

    D. 载体蛋白　　　　　　E. 免疫蛋白

11. 单纯扩散、易化扩散和主动转运的共同点是（ ）

    A. 细胞本身都要消耗能量

B. 转运的物质都是小分子

C. 需膜蛋白质的帮助

D. 均是从高浓度向低浓度侧转运

E. 均是从低浓度向高浓度侧转运

12. Na^+ 泵能逆浓度梯度主动转运 Na^+ 和 K^+，其转运方式是（　　）

A. 将 Na^+ 和 K^+ 转入细胞

B. 将 Na^+ 和 K^+ 转出细胞

C. 将 Na^+ 转出细胞，K^+ 转入细胞

D. 将 Na^+ 转入细胞，K^+ 转出细胞

E. 以上都不对

13. 细胞膜内外浓度差的形成与维持是由于（　　）

A. 膜在安静时对 K^+ 通透性大

B. 膜在兴奋时对 Na^+ 通透性大

C. 膜对 Na^+、K^+ 通透性增大

D. 膜 Na^+、K^+ 易化扩散的结果

E. 膜上钠泵的作用

14. 在一般的生理情况下，每分解一分子ATP，钠泵运转可使（　　）

A. 2个 Na^+ 移出膜外

B. 2个 K^+ 移入膜内

C. 2个 Na^+ 移出膜外，同时有2个 K^+ 移入膜内

D. 3个 Na^+ 移出膜外，同时有2个 K^+ 移入膜内

E. 2个 Na^+ 移出膜外，同时有3个 K^+ 移入膜内

15. 细胞膜所具有的功能，很大程度上取决于细胞膜所含的（　　）

A. 糖类　　　　　　　B. 蛋白质　　　　　　　C. 脂质

D. 水分　　　　　　　E. 脂肪酸

16. 大分子物质或团块通过细胞膜转运的方式是（　　）

A. 单纯扩散　　　　　B. 易化扩散　　　　　　C. 主动转运

D. 继发性主动转运　　E. 入胞或出胞

17. 安静状态下，细胞内的 K^+ 向细胞外移动属于（　　）

A. 主动转运　　　　　B. 单纯扩散　　　　　　C. 载体转运

D. 通道转运　　　　　E. 继发性主动转运

18. 钠泵的化学本质是（　　）

A. 载体蛋白　　　　　B. 受体蛋白　　　　　　C. $Na^+ - K^+$ 依赖式 ATP 酶

D. 糖蛋白　　　　　　E. 多糖

19. 递质的释放属于（　　）

A. 单纯扩散　　　　　B. 易化扩散　　　　　　C. 主动转运

D. 吞噬作用　　　　　E. 出胞作用

20. Na^+ 由细胞外液进入细胞的通道是（　　）

A. 电压门控通道

    B. 化学门控通道

    C. 电压门控通道或化学门控通道

    D. 载体蛋

    E. 缝隙连接

21. 存在于细胞外液中的主要离子是 （　　）

    A. 碳酸氢盐和钾离子　　　　　　　　B. 硫酸盐和磷酸盐

    C. 氯离子和钠离子　　　　　　　　　D. 氯离子和钾离子

    E. 钠离子和钾离子

22. 小肠上皮细胞对葡萄糖进行逆浓度差吸收时，伴有 Na^+ 顺浓度差进入细胞，称为继发性主动转运。所需的能量间接地由何者供应 （　　）

    A. 线粒体　　　　　B. 钠泵　　　　　C. 钙泵

    D. 高尔基体　　　　E. 中心体

23. 静息状态的标志是 （　　）

    A. 极化　　　　　　B. 抑制　　　　　C. 阈值

    D. 动作电位　　　　E. 兴奋

24. 动作电位上升支产生的离子基础是 （　　）

    A. 钠离子内流　　　B. 钠离子外流　　　C. 钾离子外流

    D. 钾离子内流　　　E. 钙离子内流

25. 与静息电位值的大小无关的是 （　　）

    A. 膜内外离子浓度差

    B. 膜对钾离子的通透性

    C. 膜的表面积

    D. 膜对钠离子的通透性

    E. 膜对蛋白质等负离子的通透性

26. 可兴奋细胞受到阈刺激后将产生 （　　）

    A. 静息电位　　　　B. 动作电位　　　　C. 阈电位

    D. 局部电位　　　　E. 上述电位都可能

27. 静息时细胞膜内外的 Na^+ 和 K^+ 浓度差的维持有赖于 （　　）

    A. 膜上 ATP 的作用

    B. 膜上的 $Na^+ - K^+$ 泵作用

    C. Na^+、K^+ 易化扩散的结果

    D. $Na^+ - K^+$ 交换

    E. 膜对 Na^+、K^+ 单纯扩散

28. 动作电位的超射值接近于 （　　）

    A. 钠离子平衡电位

    B. 钾离子平衡电位

    C. 锋电位减去后电位

    D. 钠离子与钾离子平衡电位的绝对值之差

    E. 钠离子与钾离子平衡电位的代数和

29. 静息电位是指（　　）

A. 安静时细胞膜内不同部位的电位差

B. 安静时细胞膜外两点之间的电位差

C. 安静时存在于细胞膜两侧的电位差

D. 生物体表面两点之间的电位差

E. 生物体内部两点之间的电位差

30. 神经纤维动作电位下降支属于（　　）

A. 去极化　　　　　　B. 复极化　　　　　　C. 反极化

D. 超极化　　　　　　E. 极化

31. 判断组织兴奋性高低的常用指标是（　　）

A. 静息电位　　　　　B. 阈电位　　　　　　C. 阈强度

D. 刺激强度的变化速度　E. 刺激的频率

32. 引起 Na^+ 通道突然大量开放的临界膜电位称为（　　）

A. 静息电位　　　　　B. 动作电位　　　　　C. 阈电位

D. 局部电位　　　　　E. 突触后电位

33. 组织兴奋后处于绝对不应期时，其兴奋性为（　　）

A. 零　　　　　　　　B. 小于正常　　　　　C. 正常

D. 大于正常　　　　　E. 无限大

34. 细胞受刺激而兴奋时，膜内电位绝对值减小称为（　　）

A. 极化　　　　　　　B. 去极化　　　　　　C. 反极化

D. 超极化　　　　　　E. 复极化

35. 用强度为阈值两倍的刺激作用于神经纤维，下列哪项描述是正确的（　　）

A. 所产生的动作电位幅值增大一倍

B. 去极化速度增大一倍

C. 动作电位传导速度增大一倍

D. 阈电位增大一倍

E. 以上各参数与阈刺激时一样

36. 给细胞一次阈下刺激引起的膜电位变化称为（　　）

A. 阈电位　　　　　　B. 锋电位　　　　　　C. 后电位

D. 动作电位　　　　　E. 局部电位

37. 人工增加神经细胞外液中的钾离子浓度，静息电位将（　　）

A. 增大　　　　　　　B. 减小　　　　　　　C. 不变

D. 先增大后减小　　　E. 先减小后增大

38. 静息电位的大小接近于（　　）

A. 钠离子平衡电位

B. 钾离子平衡电位

C. 钠离子平衡电位与钾离子平衡电位之和

D. 钠离子平衡电位与钾离子平衡电位之差

E. 锋电位与超射之差

39. 具有"全或无"特征的电反应是（ ）

    A. 动作电位   B. 静息电位   C. 终板电位

    D. 感受器电位   E. 突触后电位

40. 能以不衰减形式沿细胞膜传播的电活动是（ ）

    A. 动作电位   B. 静息电位   C. 终板电位

    D. 感受器电位   E. 突触后电位

41. 需要直接消耗能量的过程是（ ）

    A. 静息电位形成过程中 K^+ 外流

    B. 动作电位上升支的 Na^+ 内流

    C. 复极化时的 K^+ 外流

    D. 复极化完毕后的 Na^+ 外流和 K^+ 内流

    E. 静息电位形成过程中极少量的 Na^+ 内流

42. 神经 – 肌肉接头处兴奋传递的递质和受体是（ ）

    A. 乙酰胆碱，N_1 受体

    B. 去甲肾上腺素，β 受体

    C. 乙酰胆碱，M 受体

    D. 去甲肾上腺素，α 受体

    E. 乙酰胆碱，N_2 受体

43. 在神经 – 肌肉接头处兴奋传导中，导致神经末梢囊泡释放递质的因素是（ ）

    A. Na^+ 内流   B. Ca^{2+} 内流   C. K^+ 外流

    D. Cl^- 内流   E. 以上都是

44. 受体的化学本质是（ ）

    A. 脂质   B. 蛋白质   C. 糖类

    D. 核酸   E. 糖蛋白

45. 骨骼肌细胞外液中钠离子浓度降低使（ ）

    A. 静息电位增大   B. 动作电位幅度变小   C. 去极化加速

    D. 膜电位降低   E. 复极化加速

46. 引起肌细胞收缩的直接动因是（ ）

    A. 钙离子的释放   B. 钙离子的回收   C. 钠离子的释放

    D. 氯离子的释放   E. 镁离子的释放

47. 后负荷无限大时，肌肉的收缩形式是（ ）

    A. 单收缩   B. 等长收缩   C. 等张收缩

    D. 全强直收缩   E. 完全强直收缩

48. 肌肉开始收缩时，表现的是张力增加而长度不变。这种张力增加而长度不变的收缩形式称为（ ）

    A. 等长收缩   B. 等张收缩   C. 动态收缩

    D. 单收缩   E. 强直收缩

49. 骨骼肌是否发生强直收缩取决于（ ）

    A. 刺激频率   B. 刺激强度   C. 刺激持续时间

D. 刺激种类　　　　　　　E. 刺激时间 – 强度变率

50. 肌肉收缩时，肌小节的变化是（　　）

    A. 明暗带均变窄

    B. 明暗带均不变

    C. 明带不变、暗带变窄

    D. 暗带不变、明带变窄

    E. 暗带变宽

51. 肌丝滑行时，与横桥结合的蛋白质是（　　）

    A. 肌凝蛋白　　　　　　　B. 肌纤蛋白　　　　　　　C. 肌钙蛋白

    D. 肌红蛋白　　　　　　　E. 原肌凝蛋白

52. 当连续刺激时，刺激间隔时间短于单收缩的收缩期，肌肉出现（　　）

    A. 一次单收缩　　　　　　B. 一连串单收缩　　　　　C. 不完全强直收缩

    D. 完全强直收缩　　　　　E. 无收缩反应

53. 存在于骨骼肌细胞肌质网上的是（　　）

    A. Ca^{2+} 泵　　　　　　B. Cl^- 泵　　　　　　C. $Na^+ - K^+$ 泵

    D. I^- 泵　　　　　　　E. H^- 泵

54. 关于骨骼肌兴奋 – 收缩耦联，哪项是错误的（　　）

    A. 电兴奋通过横管系统传向肌细胞深部

    B. 横管膜产生动作电位

    C. 终末池中 Ca^{2+} 逆浓度差转运

    D. Ca^{2+} 进入肌浆与肌钙蛋白结合

    E. 兴奋 – 收缩耦联的结构基础为三联管

[B 型题]

(55～57 题共用备选答案)

    A. 单纯扩散　　　　　　　B. 易化扩散　　　　　　　C. 入胞

    D. 主动转运　　　　　　　E. 出胞

55. 钾离子顺着浓度差和电位差进行跨膜移动属于（　　）

56. 从物质转运角度看白细胞吞噬细菌的方式属于（　　）

57. 葡萄糖等营养物质在肠黏膜上皮细胞的吸收属于（　　）

(58～60 题共用备选答案)

    A. 单收缩　　　　　　　　B. 强直收缩　　　　　　　C. 等张收缩

    D. 等长收缩　　　　　　　E. 等张收缩和等长收缩

58. 给予坐骨神经 – 腓肠肌标本高频率刺激时引起的收缩是（　　）

59. 当后负荷大于肌张力时，肌肉的收缩属于（　　）

60. 当肌张力大于后负荷时，肌肉的收缩属于（　　）

[X 型题]

61. 有关单纯扩散的叙述，正确的有（　　）

    A. 顺浓度差转运　　　　　B. 依靠膜载体转运　　　　C. 不耗能

    D. 通过膜通道转运　　　　E. 借助膜上泵的作用

62. 以载体为中介的易化扩散（　　）

　　A. 有结构特异性

　　B. 有竞争性抑制

　　C. 有饱和现象

　　D. 不依赖细胞膜上的蛋白质

　　E. 是一种被动转运

63. Na^+ 泵的作用有（　　）

　　A. 将 Na^+ 转运至细胞内

　　B. 将细胞外的 K^+ 转运至细胞内

　　C. 将 K^+ 转运至细胞外

　　D. 将细胞内 Na^+ 转运至细胞外

　　E. 将 Na^+ 或 K^+ 同时转运至细胞外

64. 细胞膜对物质主动转运的特点有（　　）

　　A. 逆浓度梯度转运　　　　B. 消耗能量　　　　C. 借助泵

　　D. 有特异性　　　　　　　E. 由 ATP 供能

65. Na^+ – K^+ 泵的功能特点有（　　）

　　A. 逆浓度差、电位差的转运过程

　　B. 由 ATP 供能

　　C. 消耗能量

　　D. 使细胞内外的 Na^+ 和 K^+ 浓度相等

　　E. 属于易化扩散

66. K^+ 进入细胞内错误的叙述是（　　）

　　A. 借助通道　　　　　　　B. 不耗能　　　　　C. 被动扩散

　　D. 借助泵　　　　　　　　E. 顺浓度递度

67. Na^+ 进入细胞是（　　）

　　A. 借助通道　　　　　　　B. 不耗能　　　　　C. 主动转运

　　D. 借助泵　　　　　　　　E. 顺浓度递度

68. Na^+ 通过细胞膜的方式有（　　）

　　A. 易化扩散　　　　　　　B. 主动转运　　　　C. 单纯扩散

　　D. 出胞　　　　　　　　　E. 入胞

69. Ca^{2+} 通过骨骼肌细胞肌浆网膜的方式有（　　）

　　A. 主动转运　　　　　　　B. 单纯扩散　　　　C. 经通道介导的易化扩散

　　D. 出胞　　　　　　　　　E. 入胞

70. 关于神经纤维静息电位的叙述（　　）

　　A. 它是膜外为正、膜内为负的电位

　　B. 它是膜外为负、膜内为正的电位

　　C. 其大小接近 K^+ 平衡电位

　　D. 其大小接近 Na^+ 平衡电位

　　E. 它是个稳定电位

71. 关于神经纤维静息电位的形成机制与下列因素有关 （　　）

　　A. 细胞外 K^+ 浓度小于细胞内的浓度

　　B. 细胞膜主要对 K^+ 有通透性

　　C. 细胞膜主要对 Na^+ 有通透性

　　D. 细胞内外 K^+ 浓度差加大可使静息电位加大

　　E. 加大细胞外 K^+ 浓度，会使静息电位减小

72. 关于神经纤维动作电位的叙述 （　　）

　　A. 它是瞬时变化的电位

　　B. 它可做衰减性扩布

　　C. 它可做不衰减性扩布

　　D. 它是极化反转的电位

　　E. 它具有"全或无"特性

73. 关于细胞膜电位的叙述，正确的是 （　　）

　　A. 动作电位的锋值接近 Na^+ 平衡电位

　　B. 动作电位复极相主要由 K^+ 外流引起

　　C. 静息电位水平略低于 K^+ 平衡电位

　　D. 动作电位可发生于任何细胞

　　E. 动作电位复极后，Na^+ 和 K^+ 顺电化学梯度复原

74. 膜通道的功能状态可区分为 （　　）

　　A. 激活状态　　　　　　B. 备用状态　　　　　　C. 失活状态

　　D. 灭活状态　　　　　　E. 静止状态

75. 当膜的某一离子通道处于失活状态时 （　　）

　　A. 膜对该离子通透性减小，几乎为零

　　B. 即使再大刺激也不能使该通道开放

　　C. 如遇适当的刺激，可出现通道的开放

　　D. 在神经纤维的绝对不应期中，膜上钠通道处于失活状态

　　E. 失活状态的通道不可能再恢复到备用状态

（五）问答题

1. 细胞膜对物质转运的方式有哪些？其特点如何？

2. 受体的功能有哪些？

3. 静息电位产生的机制是什么？

4. 简述动作电位产生的机制？

5. 简述兴奋－收缩耦联的过程。

四、参考答案

（一）名词解释

1. 脂溶性的小分子物质由膜的高浓度一侧向低浓度一侧转运的过程。

2. 离子和非脂溶性的小分子物质在膜中蛋白质的帮助下从膜的高浓度一侧向低浓度一侧转运的过程。

3. 细胞膜通过本身的耗能过程，将离子和小分子物质逆电位差或浓度差转运的过程。

4. 存在于细胞膜上或细胞内的一类特殊蛋白质，它能选择性地与激素等化学物质结合从而产生一定的生理效应。

5. 在安静状态下存在于细胞膜两侧的电位差。

6. 细胞受到刺激时在静息电位的基础上产生的快速的可扩布性的电位变化。

7. 安静状态下存在于细胞膜两侧的内负外正的非常稳定的状态。

8. 静息电位的减小。

9. 静息电位的增大。

10. 产生动作电位时，膜电位由零电位变为正电位的过程，称为超射或反极化。

11. 能够触发动作电位的膜电位临界值。

12. 一次阈下刺激引起少量 Na^+ 通道开放，使少量 Na^+ 内流，在受刺激的局部出现一个较小的膜的去极化，这种电位称为局部电位。

13. 将肌细胞的动作电位和机械收缩衔接起来的中介过程。

14. 肌肉的长度不变、张力增加的收缩。

15. 张力不变而长度缩短的收缩。

16. 在肌肉收缩前就加在肌肉上的负荷。前负荷能改变肌肉收缩的初长度。

17. 肌肉在收缩后才遇到的负荷或阻力。

（二）填空题

1. 单纯扩散　易化扩散　主动转运　出胞和入胞

2. 单纯扩散　易化扩散　主动转运　出胞　入胞

3. 特殊蛋白质　ATP 酶　钠离子　钾离子　钾　钠

4. 通道蛋白　载体蛋白

5. 载体转运　通道转运　被动

6. 高度特异性　饱和现象　竞争性抑制

7. 单纯扩散

8. 电压门控通道　化学门控通道　机械门控通道

9. 全或无　不衰减传导　脉冲式

10. 去　阈电位

11. 去极化　超极化

12. 动作电位　静息电位

13. 不衰减性　双向传导

14. 衰减传导　没有全或无的现象　可以总和

15. K^+　K^+ 的电 - 化学

16. Na^+　内流

17. 除（去）极

18. 动作电位

19. 肌小节

20. 横管系统将兴奋的信息传到细胞的内部　三联体处信息的传递　终池对钙离子的释放和摄取

21. 单收缩　强直收缩

22. 不完全强直收缩　完全强直收缩

23. 等长收缩　等张收缩

24. 越慢　越大

25. 钙离子　三联体

26. 前负荷　后负荷　肌肉收缩能力

27. 前　初长度

28. 粗肌丝　细肌丝

29. 肌凝蛋白　肌纤蛋白　原肌凝蛋白　肌钙蛋白

30. 肌凝蛋白　肌纤蛋白　原肌凝蛋白　肌钙蛋白

（三）判断题

1. ×　2. √　3. ×　4. ×　5. √　6. √　7. ×　8. √　9. √　10. √　11. ×　12. ×

13. ×　14. √　15. √　16. ×　17. √　18. √　19. ×　20. √

（四）选择题

1. A　2. A　3. D　4. C　5. D　6. C　7. E　8. B　9. A　10. B　11. B　12. C

13. E　14. D　15. B　16. E　17. D　18. C　19. E　20. C　21. C　22. B　23. A

24. A　25. C　26. B　27. B　28. A　29. C　30. B　31. C　32. C　33. A　34. B

35. E　36. E　37. B　38. B　39. A　40. A　41. D　42. E　43. B　44. B　45. B

46. A　47. B　48. A　49. A　50. D　51. B　52. D　53. A　54. C　55. B　56. C

57. D　58. B　59. D　60. C　61. AC　62. ABCE　63. BD　64. ABCDE　65. ABC

66. ABCE　67. ABE　68. AB　69. AC　70. ACE　71. ABDE　72. ACDE　73. ABC

74. ABC　75. ABD

（五）问答题

1. 细胞膜转运物质的主要形式及特点：

（1）单纯扩散：①转运的主要是脂溶性小分子物质；②扩散量及速度主要取决于跨膜浓度及梯度。

（2）易化扩散：①转运的主要是非脂溶性小分子物质；②不消耗细胞自身的能量；③需要膜蛋白的帮助。

（3）主动转运：①需要细胞膜上泵蛋白协助；②逆电－化学梯度进行转运，需细胞本身供能；③转运物质为小分子和离子。

出胞和入胞：①转运的物质为大分子物质或团块物质；②通过细胞膜运动来完成；③需要消耗能量。

2. 受体的功能　①识别与结合；②转发信息。

3. 静息电位产生的机制　生物电的产生有两个前提：一是细胞膜两侧离子的不均衡分布，二是细胞膜对不同离子有选择通透性。

经测定细胞内钾离子的浓度高于细胞外，钾离子有向外扩散的趋势。细胞外钠离子的浓度高于细胞内，钠离子有向内扩散的趋势。安静时细胞膜对钾离子的通透性大而对钠离子的通透性很小，因此钾离子外流，形成外正内负的极化状态。当钾离子外流的动力与阻力大小相等时，钾离子的净移动率为零，形成静息电位。

4. 动作电位产生机制 细胞受刺激时，细胞膜对钾离子的通透性变小，对钠离子的通透性增大。钠离子内流，静息电位减小发生去极化，当达到阈电位时，膜上钠离子通道大量开放，钠离子快速内流形成动作电位的上升支即去极化过程，钠离子通道失活。此时膜上钾离子通道开放，钾离子外流，膜电位恢复到静息电位水平，形成动作电位的下降支即复极化过程。然后钠泵活动，将内流的钠离子泵出细胞，外流的钾离子泵入细胞，恢复细胞膜内外两侧钠离子和钾离子正常的不均衡状态。

5. 兴奋－收缩耦联的过程 首先，肌膜的兴奋通过横管系统传向细胞的深部，在三联体处将兴奋的信息传给纵管的终池，引起终池释放钙离子，钙离子与肌钙蛋白结合，触发肌丝滑行肌肉长度缩短。终池上的钙泵逆浓度差将钙离子转运到终池储存起来使胞质中钙离子的浓度降低，钙离子与肌钙蛋白解离，肌肉舒张。

（关　欣　胡　庆）

第三章 血 液

一、课程标准

1. 学会 血浆渗透压的形成及作用；红细胞的生成；白细胞的分类及功能；血液凝固过程的三个步骤；ABO 血型系统。

2. 说出 红细胞的数量、功能、生理特性；正常血量；血小板的数量、生理特性及其生理功能。

3. 理解 红细胞、白细胞的破坏；血液的组成及理化特性；纤维蛋白的溶解；Rh 血型系统。

二、知识要点

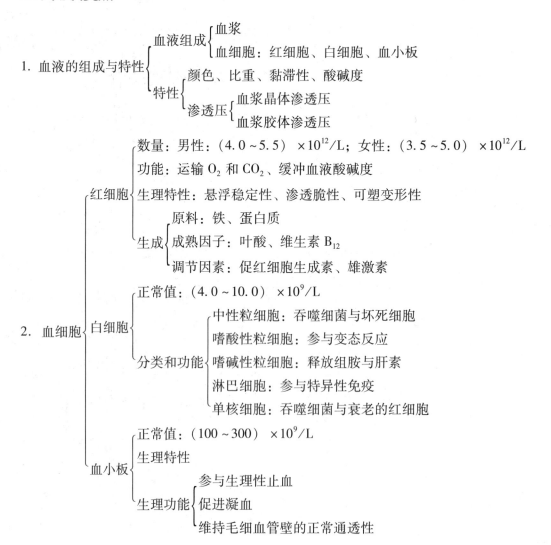

1. 血液的组成与特性
　血液组成　血浆
　　　　　血细胞：红细胞、白细胞、血小板
　特性　颜色、比重、黏滞性、酸碱度
　　　　渗透压　血浆晶体渗透压
　　　　　　　　血浆胶体渗透压

2. 血细胞

红细胞
　数量：男性：$(4.0 \sim 5.5) \times 10^{12}/L$；女性：$(3.5 \sim 5.0) \times 10^{12}/L$
　功能：运输 O_2 和 CO_2、缓冲血液酸碱度
　生理特性：悬浮稳定性、渗透脆性、可塑变形性
　生成　原料：铁、蛋白质
　　　　成熟因子：叶酸、维生素 B_{12}
　　　　调节因素：促红细胞生成素、雄激素

白细胞
　正常值：$(4.0 \sim 10.0) \times 10^9/L$
　分类和功能
　　中性粒细胞：吞噬细菌与坏死细胞
　　嗜酸性粒细胞：参与变态反应
　　嗜碱性粒细胞：释放组胺与肝素
　　淋巴细胞：参与特异性免疫
　　单核细胞：吞噬细菌与衰老的红细胞

血小板
　正常值：$(100 \sim 300) \times 10^9/L$
　生理特性
　生理功能
　　参与生理性止血
　　促进凝血
　　维持毛细血管壁的正常通透性

3. 血液凝固与纤维蛋白溶解
- 凝血因子
- 纤维蛋白溶解
- 凝血过程
  - 凝血酶原激活物的生成
  - 凝血酶的生成
  - 纤维蛋白的生成

4. 血量与血型
- 血量：正常成人血量占自身体重的 7% ~ 8%
- ABO 血型系统
  - 分型依据：红细胞膜上特异性凝集原的种类
  - 血型判定：据凝集反应判定被鉴定人红细胞膜上所含的凝集原的种类，进而确定血型
- Rh 血型系统
- 输血原则：同型血相输；O 型血可以少量输给其他血型的人，AB 型的人可以接受少量其他血型的血液

三、复习思考题

（一）名词解释

1. 血细胞比容　2. 血浆　3. 血清　4. 血沉　5. 血液凝固　6. 凝血因子

（二）填空题

1. 正常成年人的血液总量大约相当于体重的_____。

2. 机体正常的血浆渗透浓度约为_____，血浆渗透压主要包括两部分_____和_____。

3. 渗透压的大小与_____成正比，水向渗透压_____处流动。

4. 血浆晶体渗透压主要取决于血浆中_____的浓度。

5. 构成血浆胶体渗透压的主要成分是_____。

6. 红细胞的主要功能有_____、_____。

7. 红细胞解体释放出血红蛋白的现象称为_____，此时，血红蛋白的携 O_2 能力_____。

8. 红细胞的生理特性有_____、_____、_____。

9. 红细胞对低渗盐溶液的抵抗力越大，表现其脆性越_____。

10. 将红细胞放入低渗 NaCl 溶液中，会引起红细胞_____。

11. _____和_____是合成血红蛋白的重要原料，而_____和_____则是红细胞成熟所必需的物质。

12. 白细胞为无色、有核细胞，可分为_____、_____、_____、_____和_____五类。

13. 急性化脓性炎症时主要引起血中_____细胞升高。

14. B 淋巴细胞主要与_____免疫有关，T 淋巴细胞主要与_____免疫有关。

15. 能释放组胺的细胞是_____。

16. 血小板的生理功能是_____、_____和_____。

17. 凝血因子Ⅲ存在于_____。

18. 内源性凝血是由凝血因子_____发动的，而外源性凝血是由凝血因子_____发

动的。

19. 体内外最重要的抗凝剂是_____，体外抗凝剂还包括_____和_____。

20. 血液凝固过程可分为_____、_____和_____三个基本步骤。

21. 血凝过程中，根据启动方式和参与的凝血因子不同，可分别通过_____和_____两种途径进行。

22. 体内的生理性抗凝物质可分为_____、_____、_____。

23. 血凝块回缩时挤压出来的液体称为_____。

24. 某人血清中只含有抗 A 凝集素，其血型是_____型。

25. 血型是依据_____的特异性凝集原而定的。

26. ABO 血型系统的凝集素是一种天然抗体，主要分为_____、_____两类。

27. 红细胞既含有 A 凝集原又含有 B 凝集原的血型是_____。

28. AB 型血的血浆中_____凝集素，红细胞膜上含有_____凝集原。

29. 血液分型时若红细胞膜上是 A 抗原，该血型是_____，若红细胞膜上还有 D 抗原则应该是_____。

30. 临床上进行输血时，输血前必须进行交叉配血试验，它包括两部分_____和_____，前者将_____和_____进行配合试验，后者是将_____和_____做配合试验。

（三）判断题

1. 血液的组成包括血浆和红细胞。

2. 血浆 pH 保持 7.35 ~ 7.45，反映了机体内环境的稳态。

3. 激素通过血液的运输而实现其调节作用亦表现了血液的调节功能。

4. 测定非蛋白氮（NPN）的含量有助于了解肾脏的功能状况。

5. 血浆中的缓冲对能对体内产生的酸或碱起缓冲作用。

6. 造血过程就是红细胞的发育和成熟过程。

7. 红细胞运输氧和二氧化碳的功能在其发生溶血时不受影响。

8. 将红细胞置于某一溶液中，若红细胞出现皱缩，则表明该溶液为低渗溶液。

9. 当红细胞膨胀、膜表面积与容积之比减小时，红细胞的可塑性变形能力将大大降低。

10. 血浆中出现大量血红蛋白，提示血液运氧能力增强。

11. 内因子的缺乏将导致维生素 B_{12} 吸收障碍，从而使血红蛋白合成减少而引起贫血。

12. 白细胞可通过变形运动穿过毛细血管壁从血管内渗出进入血管外组织。

13. 血液凝固后血凝块收缩释放出的液体称为血浆。

14. 维生素 K 可促进肝脏合成凝血因子有利于血液凝固的进行。

15. 血液凝固的实质为血细胞凝聚成团。

16. AB 型血者是"万能受血者"，输入异型血是绝对安全的。

17. Rh 阴性者输入 Rh 阳性血液是绝对安全的。

18. 输血时只要是同型血相输就是最安全的，不一定做交叉配血试验的。

19. 从未接受过他人血液的 Rh 阴性者，首次接受 Rh 阳性供血者血液，不会发生凝集反应。

20. 决定血型的因素是血细胞膜表面特异性抗原的类型。

(四) 选择题

[A 型题]

1. 组织液与血浆成分的主要区别是组织液内 （ ）

　　A. 不含血细胞　　　　　B. 蛋白含量低　　　　C. Na⁺含量高

　　D. K⁺含量高　　　　　　E. Cl⁻含量

2. 正常成人的血液总量约相当于体重的 （ ）

　　A. 8%　　　　　　　　　B. 15%　　　　　　　　C. 20%

　　D. 60%　　　　　　　　　E. 40%

3. 有关血红蛋白的下列叙述中, 错误的是 （ ）

　　A. 正常成年男性血红蛋白含量为 136mg/L 血液

　　B. 血红蛋白有运输 O_2 与 CO_2 的功能

　　C. 红细胞破裂以后, 血红蛋白就丧失功能

　　D. 血红蛋白对血液中的酸碱度有缓冲作用

　　E. 血红蛋白能与 CO 结合成 HbCO

4. 血细胞比容是指 （ ）

　　A. 红细胞在血液中所占重量百分比

　　B. 红细胞在血液中所占容积百分比

　　C. 红细胞与血浆容积百分比

　　D. 红细胞与白细胞容积百分比

　　E. 红细胞与血清容积百分比

5. 下列哪项不是血浆蛋白的生理功能 （ ）

　　A. 运输 O_2 和 CO_2

　　B. 缓冲功能

　　C. 参与生理止血

　　D. 参与机体的免疫功能

　　E. 维持血浆胶体渗透压

6. 下列关于血浆渗透压的叙述中正确的是 （ ）

　　A. 血浆总渗透压与 0.09% NaCl 溶液渗透压相等

　　B. 血浆总渗透压与 0.9% NaCl 溶液渗透压相等

　　C. 血浆总渗透压与血浆胶体渗透压相近

　　D. 血浆胶体渗透压主要由葡萄糖等形成

　　E. 血浆总渗透压与血浆晶体渗透压相等

7. 对维持细胞内外水平衡有重要作用的是 （ ）

　　A. 血浆晶体渗透压

　　B. 血浆的胶体渗透压

　　C. 血浆

　　D. 组织液

　　E. 组织液胶体渗透压

8. 在维持血管内外的水平衡中起主要作用的是（ ）

    A. 中心静脉压

    B. 组织液晶体渗透压

    C. 血浆胶体渗透压

    D. 血浆晶体渗透压

    E. 脉压

9. 形成血浆晶体渗透压的主要物质是（ ）

    A. 清蛋白　　　　　　　　B. 球蛋白　　　　　　　　C. 纤维蛋白原

    D. 无机盐　　　　　　　　E. 葡萄糖

10. 血浆晶体渗透压升高可引起（ ）

    A. 红细胞膨胀　　　　　　B. 红细胞破裂　　　　　　C. 红细胞皱缩

    D. 组织液增多　　　　　　E. 组织液减少

11. 血浆胶体渗透压的形成主要取决于其中（ ）

    A. 蛋白质　　　　　　　　B. 葡萄糖　　　　　　　　C. NaCl

    D. 非蛋白氮　　　　　　　E. 脂类

12. 血浆胶体渗透压降低可引起（ ）

    A. 红细胞膨胀　　　　　　B. 红细胞皱缩　　　　　　C. 组织液增多

    D. 组织液减少　　　　　　E. 血容量增多

13. 某患者血沉增快，若将该患者的红细胞置于正常人血浆中，其红细胞沉降的速度（ ）

    A. 增快　　　　　　　　　B. 下降　　　　　　　　　C. 正常

    D. 无变化　　　　　　　　E. 无法判断

14. 红细胞悬浮稳定性降低就会发生（ ）

    A. 溶血　　　　　　　　　B. 凝血　　　　　　　　　C. 脆性增加

    D. 血沉加速　　　　　　　E. 血沉

15. 用溶血标本测定血清中的离子浓度（ ）

    A. 血 Cl^- 偏高　　　　　　B. 血 Ca^{2+} 高　　　　　　C. 血 K^+ 偏高

    D. 血 Na^+ 偏高　　　　　　E. 血 K^+ 偏低

16. 有关红细胞的叙述，错误的是（ ）

    A. 在血浆中具有悬浮稳定性

    B. 随着红细胞衰老脆性减小

    C. 血浆中球蛋白增加可使血沉加快

    D. 数量低于正常范围时称为贫血

    E. 随着红细胞衰老脆性增大

17. 下列哪项不是红细胞的生理特性（ ）

    A. 悬浮稳定性

    B. 可塑变形能力

    C. 有黏着、聚集、释放作用

    D. 对低渗盐溶液有一定抵抗力

E. 对高渗盐溶液有一定抵抗力

18. 将红细胞置于下列哪种溶液中会出现细胞膨胀（ ）

    A. 5% 葡萄糖溶液

    B. 10% 葡萄糖溶液

    C. 20% 葡萄糖溶液

    D. 0.6% 氯化钠溶液

    E. 0.9% 氯化钠溶液

19. 红细胞变形能力的大小取决于红细胞的（ ）

    A. 数量   B. 比重   C. 体积

    D. 表面积   E. 表面积与体积的比值

20. 成年人血细胞生成的主要部位是（ ）

    A. 卵黄囊   B. 肝   C. 脾

    D. 红骨髓   E. 淋巴结

21. 红细胞成熟因子是指（ ）

    A. 维生素 C   B. 叶酸和维生素 B_{12} C. 维生素 D

    D. 维生素 B_6 和叶酸   E. 维生素 B_6 和维生素 B_{12}

22. 维生素 B_{12} 和叶酸缺乏将导致（ ）

    A. 再生障碍性贫血   B. 缺铁性贫血   C. 恶性贫血

    D. 巨幼细胞贫血   E. 出血性贫血

23. 某患者在胃大部分切除后出现巨幼细胞贫血的原因是对哪项物质吸收障碍（ ）

    A. 蛋白质   B. 叶酸   C. 维生素 B_{12}

    D. 脂肪   E. 铁

24. 促红细胞生成素的作用是（ ）

    A. 抑制红细胞破坏

    B. 促进骨髓造血

    C. 促进血库释放红细胞

    D. 在缺氧时促进肾脏分泌肾素

    E. 抑制血液凝固

25. 再生障碍性贫血的形成是由于（ ）

    A. 骨髓造血功能受到抑制

    B. 造血原料不足

    C. 维生素 B_{12} 吸收障碍

    D. 叶酸利用率下降

    E. 脾功能亢进

26. 红细胞生成过程中血红蛋白合成所需的重要原料是（ ）

    A. 雄激素   B. 内因子   C. 蛋白质和铁

    D. 促红细胞生成素   E. 叶酸和维生素 B_{12}

27. 生活在高原地区居民红细胞数量增多的原因是（ ）

    A. 铁吸收增多   B. 蛋白质增多   C. 促红细胞生成素增多

D. 维生素 B_{12} 增多　　　　E. 内因子分泌增多

28. 肾性贫血的原因是（　　）

A. 铁含量不足　　　　B. 蛋白质不足　　　　C. 维生素 B_{12} 不足

D. 骨髓造血功能减弱　　E. 促红细胞生成素分泌减少

29. 具有变形运动和吞噬能力，并参与激活淋巴细胞特异免疫功能的是（　　）

A. 中性粒细胞　　　　B. 嗜酸性粒细胞　　　　C. 嗜碱性粒细胞

D. 单核巨噬细胞　　　E. 淋巴细胞

30. 关于嗜碱性粒细胞的叙述，错误的是（　　）

A. 颗粒中含有肝素　　　B. 颗粒中含有组胺　　　C. 具有吞噬作用

D. 参与机体免疫　　　　E. 含有嗜酸性粒细胞趋化因子

31. 血小板数量减少可导致皮肤出现瘀点，主要原因是血小板（　　）

A. 缺乏纤维蛋白原

B. 增加了血小板释放的物质

C. 血管回缩障碍

D. 不能修复和保持血管内皮细胞完整性

E. 增加毛细血管壁的通透性

32. 下列细胞中，吞噬能力最强的是（　　）

A. 单核细胞　　　　B. 巨噬细胞　　　　C. 中性粒细胞

D. 嗜酸性粒细胞　　E. 嗜碱性粒细胞

33. 血小板的生理特性不包括（　　）

A. 黏附　　　　B. 聚集　　　　C. 释放

D. 收缩　　　　E. 可塑变形性

34. 在生理性止血过程中有重要作用的是（　　）

A. 红细胞　　　　B. 血小板　　　　C. 单核细胞

D. 淋巴细胞　　　E. 中性粒细胞

35. 血清与血浆的主要区别在于血清缺乏（　　）

A. 纤维蛋白　　　　B. 纤维蛋白原　　　　C. 凝血因子

D. 血小板　　　　E. Ca^{2+}

36. 内源性凝血与外源性凝血的主要区别在于（　　）

A. 凝血酶原激活物形成的始动过程不同

B. 凝血酶形成过程不同

C. 纤维蛋白形成过程不同

D. 血小板因子Ⅲ是否参加

E. 凝血因子 Ca^{2+} 是否参加

37. 以下哪种凝血因子不属于蛋白质（　　）

A. 因子Ⅰ　　　　B. 因子Ⅱ　　　　C. 因子Ⅲ

D. 因子Ⅳ　　　　E. 因子Ⅶ

38. 最理想的血管内抗凝剂是（　　）

A. 肝素　　　　B. 枸橼酸钠　　　　C. 草酸钠

D. 氯化钙　　　　　　E. 氯化钠

39. 枸橼酸钠的抗凝血机制是（　　）

A. 去掉血浆中的纤维蛋白原

B. 去掉血浆中游离 Ca^{2+}

C. 破坏血浆中凝血酶原激活物

D. 增加了血浆中 Na^+

E. 增加了血浆中游离 Ca^{2+}

40. 肝素抗凝的主要作用机制是（　　）

A. 抑制凝血酶原的激活

B. 增强抗凝血酶Ⅲ与凝血酶的亲和力

C. 抑制因子Ⅹ的激活

D. 抑制凝血酶原激活物的形成

E. 抑制因子Ⅲ激活

41. 血液凝固的本质是（　　）

A. 纤维蛋白的溶解

B. 纤维蛋白的激活

C. 纤维蛋白原变为纤维蛋白

D. 血小板的聚集

E. 凝血因子Ⅻ的激活

42. 血液凝固后血凝块收缩释放出的液体是（　　）

A. 体液　　　　　　　B. 血浆　　　　　　　C. 血清

D. 细胞内液　　　　　E. 细胞外液

43. 下列因素中可加快血液凝固的是（　　）

A. 肝素　　　　　　　B. 低温　　　　　　　C. 草酸盐

D. 粗糙面　　　　　　E. 枸橼酸钠

44. 使纤维蛋白被裂解的酶是（　　）

A. 纤溶酶　　　　　　B. 凝血酶　　　　　　C. 尿激酶

D. 激肽释放酶　　　　E. 凝血酶原酶复合物

45. 纤溶活动中激活物的作用是（　　）

A. 使纤溶酶原转变为纤溶酶

B. 使纤维蛋白裂解

C. 使纤维蛋白原裂解

D. 抑制纤溶酶原激活

E. 抑制纤溶酶的作用

46. 血型分类的主要依据是（　　）

A. 血浆中凝集素的有无与类型

B. 红细胞膜上凝集原的有无与类型

C. 凝集原与凝集素的匹配情况

D. 是否符合输血原则

E. 以上都是

47. 在异型输血中,严禁（　　）

　　A. O 型血输给 B 型人

　　B. O 型血输给 A 型人

　　C. A 型血输给 B 型人

　　D. B 型输给 AB 型人

　　E. A 型血输给 AB 型人

48. 某人的红细胞与 B 型血的血浆凝集,其血浆与 B 型血的红细胞不凝集,此人的血型为（　　）

　　A. A 型　　　　　　　　B. B 型　　　　　　　　C. AB 型

　　D. O 型　　　　　　　　E. 以上都不是

49. 输血时主要考虑供血者的（　　）

　　A. 红细胞不被受血者红细胞所凝集

　　B. 红细胞不被受血者血浆所凝集

　　C. 血浆不使受血者的红细胞发生凝固

　　D. 血浆不使受血者的红细胞凝集

　　E. 以上都不是

50. 有关 Rh 血型的下述各项正确的是（　　）

　　A. 汉族人群中 Rh 阴性率为 90%

　　B. 红细胞表面有 D 抗原者为 Rh 阳性

　　C. 血浆抗 Rh 因子为天然抗体

　　D. Rh 阴性者的血液不可输给 Rh 阳性者

　　E. 红细胞表面没有抗原者为 Rh 阳性

51. Rh 阴性母亲,其胎儿若 Rh 阳性,胎儿生后易患（　　）

　　A. 血友病　　　　　　　B. 白血病　　　　　　　C. 红细胞增多症

　　D. 新生儿溶血病　　　　E. 巨幼细胞贫血

52. 对机体生命活动产生严重影响的一次急性失血量是超过人体总血量的（　　）

　　A. 10%　　　　　　　　B. 15%　　　　　　　　C. 20%

　　D. 30%　　　　　　　　E. 40%

53. AB 型血的红细胞膜上含有（　　）

　　A. A 抗原　　　　　　　B. B 抗原　　　　　　　C. A 抗原和 B 抗原

　　D. Rh 抗原　　　　　　　E. D 抗原

54. A 型血清中含有（　　）

　　A. A 抗原　　　　　　　B. B 抗原　　　　　　　C. D 抗原

　　D. 抗 A 抗体　　　　　　E. 抗 B 抗体

55. A 型血红细胞与 B 型血血清混合后会发生（　　）

　　A. 凝固　　　　　　　　B. 凝集　　　　　　　　C. 聚集

　　D. 叠连　　　　　　　　E. 黏附

56. 交叉配血试验的主侧配血应是

A. 供血者的红细胞与受血者的血清

B. 供血者的血清与受血者的血清

C. 供血者的血清与受血者的红细胞

D. 受血者的血细胞与供血者的血清

E. 受血者的血清与供血者的血清

[B 型题]

(57~58 题共用备选答案)

   A. 细胞外液   B. 细胞内液   C. 组织液

   D. 血浆   E. 细胞内液与细胞外液

57. 体液是指 (　　)

58. 内环境是指 (　　)

(59~60 题共用备选答案)

   A. 清蛋白   B. 球蛋白   C. 纤维蛋白原

   D. 葡萄糖   E. NaCl

59. 参与机体免疫功能的主要成分是 (　　)

60. 与血凝块生成有直接关系的是 (　　)

[X 型题]

61. 构成血浆渗透压的主要成分是 (　　)

   A. 清蛋白   B. 球蛋白   C. 氯化钠

   D. 氨基酸   E. 钙离子

62. 维护血管内外和细胞内外水平衡的主要因素是 (　　)

   A. 血浆中碳酸氢盐浓度

   B. 血浆与组织液的晶体渗透压

   C. 血浆中 Ca^{2+} 浓度

   D. 血浆中 O_2 和 CO_2 浓度

   E. 血浆与组织液的胶体渗透压

63. 血清与血浆的区别在于前者 (　　)

   A. 缺乏纤维蛋白原   B. 含有较多的葡萄糖   C. 缺乏凝血酶原

   D. 含大量清蛋白   E. 含有大量球蛋白

64. 以下哪些因素使血沉加快 (　　)

   A. 血液中球蛋白增加

   B. 血液中清蛋白增加

   C. 血浆中纤维蛋白增加

   D. 风湿热等疾病

   E. 红细胞叠连加速

65. 红细胞生成的原料有 (　　)

   A. 维生素 B_{12} B. 维生素 K   C. 铁

   D. 蛋白质   E. 维生素 C

66. 促进红细胞成熟的因素有 (　　)

A. 肝素　　　　　　B. 叶酸　　　　　　C. 维生素 C

D. 雄激素　　　　　E. 维生素 B_{12}

67. 红细胞生成过程中起调节作用的因素是（　　）

A. 雄激素　　　　　B. 铁质　　　　　　C. 肾素

D. 促红细胞生成素　E. 血管紧张素

68. 缺铁性贫血（　　）

A. 红细胞数明显减少

B. 血红蛋白含量明显下降

C. 红细胞体积代偿性增大

D. 叶酸缺乏可引起比病

E. 红细胞数明显增多

69. 成人红细胞在发育过程中的主要变化是（　　）

A. 红细胞体积逐渐变小　B. 红细胞体积逐渐变大　C. 红细胞核逐渐消失

D. 红细胞核变大　　　　E. 血红蛋白量逐渐减少

70. 中性粒细胞（　　）

A. 可产生抗体　　　　　　　　　　　　B. 可做变形运动

C. 具有凝血作用　　　　　　　　　　　D. 可吞噬某些病原微生物

E. 具有止血作用

71. 嗜酸性粒细胞的功能（　　）

A. 可释放肝素

B. 限制嗜碱性粒细胞和肥大细胞在速发变态反应中的作用

C. 吞噬结核分枝杆菌

D. 参与对蠕虫的免疫反应

E. 识别和杀伤肿瘤细胞

72. 白细胞包括（　　）

A. 中性粒细胞　　　B. 嗜酸性粒细胞　　C. 嗜碱性粒细胞

D. 淋巴细胞　　　　E. 单核细胞

73. 血小板的生理功能有（　　）

A. 损伤刺激血小板释放使局部血管收缩的物质

B. 在损伤处血小板黏聚

C. 形成止血栓

D. 促进血液凝血

E. 对血管壁的营养支持功能

74. 血浆中最重要的抗凝物质是（　　）

A. 枸橼酸盐　　　　B. 抗凝血酶 I　　　C. 肝素

D. 维生素 K　　　　E. 抗凝血酶Ⅲ

75. ABO 血型系统的抗体是（　　）

A. 天然抗体　　　　B. 主要为 IgM　　　C. 不能通过胎盘

D. 能通过胎盘　　　E. 是凝集原

（五）问答题

1. 血浆渗透压由什么构成？何谓等渗、低渗、高渗溶液？

2. 红细胞有哪些生理特性？

3. 简述中性粒细胞的生理功能。

4. 血小板有何生理特性？

5. 简述小血管受损后止血的全过程。

6. 简述血液凝固的基本过程。

7. ABO 血型是如何分型的？

8. 输血要坚持什么原则？

9. 如果没有标准血清只知道某人的血型是 A 型，是否可鉴定一未知血型？

四、参考答案

（一）名词解释

1. 红细胞在血液中所占的容积百分比。

2. 血液中除血细胞外的液体部分。

3. 血液凝固后血块收缩所挤出的淡黄色液体称为血清。

4. 将抗凝的血液放在沉降管内，红细胞缓缓下沉，其第一小时末下沉的距离称为血沉。

5. 血液从可流动的液体状态转变为不流动的凝胶状态的过程。

6. 在血浆和组织中直接参与凝血的物质称为凝血因子。

（二）填空题

1. $7\% \sim 8\%$

2. 300mmol/L　血浆晶体渗透压　血浆胶体渗透压

3. 溶质的浓度　高

4. NaCl

5. 清蛋白

6. 运输 O_2 和 CO_2　缓冲血液 pH 值的作用

7. 溶血　丧失

8. 可塑变形性　渗透脆性　悬浮稳定性

9. 小

10. 膨胀或破裂

11. 蛋白质　铁　叶酸　维生素 B_{12}

12. 中性粒细胞　嗜碱性粒细胞　嗜酸性粒细胞　单核细胞　淋巴细胞

13. 中性粒细胞

14. 体液　细胞

15. 嗜碱性粒细胞

16. 维持毛细血管内皮细胞完整性　参与生理性止血　促进凝血

17. 组织中

18. XII　III

19. 肝素　枸橼酸钠　草酸盐

20. 凝血酶原复合物的形成　凝血酶原的形成　纤维蛋白的形成

21. 内源性凝血途径　外源性凝血途径

22. 丝氨酸蛋白酶抑制物　蛋白质 C 系统　组织因子途径抑制物

23. 血清

24. B

25. 红细胞膜上

26. 抗 A　抗 B

27. AB 型

28. 缺乏（无）　A、B 两种

29. A 型　Rh 阳性

30. 交叉配血主侧　交叉配血次侧　供血者的红细胞　受血者的血清　供血者的血清　受血者的红细胞

（三）判断题

1. ×　2. √　3. √　4. √　5. √　6. √　7. ×　8. ×　9. √　10. ×

11. ×　12. √　13. ×　14. √　15. ×　16. ×　17. ×　18. ×　19. √　20. √

（四）选择题

1. B　2. A　3. A　4. B　5. A　6. B　7. A　8. C　9. D　10. C　11. A　12. C　13. C

14. D　15. C　16. B　17. C　18. D　19. E　20. D　21. B　22. D　23. C　24. B　25. A

26. C　27. C　28. E　29. D　30. C　31. D　32. B　33. E　34. B　35. B　36. A　37. D

38. A　39. B　40. E　41. C　42. C　43. D　44. A　45. A　46. B　47. C　48. C　49. B

50. B　51. D　52. D　53. C　54. E　55. B　56. A　57. E　58. A　59. B　60. C

61. AC　62. BE　63. AC　64. ACDE　65. CD　66. BE　67. AD　68. AB　69. AC

70. BD　71. BD　72. ABCDE　73. ABCDE　74. CE　75. ABC

（五）问答题

1. 血浆渗透压是由血浆电解质与血浆蛋白形成，前者称为血浆晶体渗透压，后者称为血浆胶体渗透压。等渗溶液是指与血浆渗透压相等的溶液，如 0.9% NaCl 溶液、5% 葡萄糖溶液、3.8% 枸橼酸钠溶液。低渗溶液是指渗透压低于血浆渗透压的溶液。高渗溶液是指渗透压高于血浆渗透压的溶液。

2. 主要表现　①红细胞的变形性：指红细胞很容易在外力作用下发生形状改变。②红细胞的悬浮稳定性与血沉：红细胞比重（1.096）大于血浆的比重（1.02），但在正常血液中红细胞却不沉降下来，此特性称为悬浮稳定性。但如果将血液加入抗凝剂，置入血沉管内红细胞则自然下沉，其第一小时下降的速度称为血沉。一般女性为 0 ~ 20mm，男性为 0 ~ 15mm。③红细胞的渗透脆性：指红细胞对低渗溶液的抵抗能力，一般正常红细胞在 0.42% NaCl 溶液中开始溶血，在 0.35% NaCl 溶液中则全部溶血。

3. 中性粒细胞：能以变形运动穿出毛细血管，集聚于细菌侵入部位和受损组织部位，吞噬细菌及组织残片，并消化之。

4. 血小板的生理特性，主要表现为黏着与聚集、释放、吸附、收缩、修复。

5. 如果小血管受到损伤可通过如下三个不同的机制发生止血效应。①血管收缩，暂时止血。血管受损破裂，血管平滑肌受到刺激而发生肌源性收缩，引起血管痉挛，与此同时可产生血小板聚集和凝血而形成栓子堵塞伤口而止血。血小板释放 5 - 羟色胺和儿茶酚胺进一步使血管收缩而止血。②血小板血栓的形成：血小板黏着在受损血管所暴露出的胶原纤维上，聚集起来形成止血栓，同时血小板又释放出凝血因子，使血凝块产生而止血。③破裂的血管处血液凝固。受损血管和组织引起内源性和外源性凝血，3~5 分钟形成凝血块，30~60 分钟血块回缩、血块坚硬进一步阻塞受损血管而止血。

6. 一般血液凝固的基本过程可分为三步骤。①第一步：血液中的凝血酶原激活物的形成。②第二步：凝血酶原激活物形成后就可使血浆中的凝血酶原变成凝血酶。③第三步：凝血酶使血浆中的纤维蛋白原变成纤维蛋白，纤维蛋白形成后就会使血细胞网络在纤维蛋白内形成血块，产生血凝。

7. 根据红细胞表面抗原（凝聚原）种类和分布的不同分为四种血型。①红细胞表面含有 A 抗原的称为 A 型血，其血清存在天然抗 B 抗体。②红细胞表面含有 B 抗原的称为 B 型血，其血清中含有天然抗 A 抗体。③红细胞表面含有 A、B 两种凝集原的称为 AB 型，其血清中没有凝集素。④红细胞表面不含有抗原的称为 O 型，其血清中含有的天然抗体为抗 A、抗 B。

8. ①坚持同血型相输。如果确实无同型血时，则可在供血者的红细胞不被受血者血清凝集的条件下，少量输入异型血，一般不要超过 300ml。②在输入异型血时，要缓慢观察 15 分钟后，方可继续进行。③一定要每次都坚持做血液交叉配血试验，以防意外。

9. 可以。若将已知血型的血液分离出红细胞和血清，再与未知血型的红细胞和血清进行交叉配血试验。根据交叉配血的结果得到未知血型的红细胞抗原和血清凝集素，即可判定。

（顾 宇 关 欣）

第四章　血液循环

一、课程标准

1. **学会**　心肌细胞的生物电现象；心肌生理特性；心动周期的概念；心脏泵血功能的评价指标；影响心脏泵血功能的因素；第一心音、第二心音产生的机制；血压、动脉血压的概念；影响动脉血压的因素；动脉血压的正常值及形成；组织液的生成与回流及其影响因素；心血管活动的调节。

2. **说出**　心脏的泵血过程；中心静脉压、外周静脉压的概念及意义；影响静脉血流的因素；微循环的功能、组成、血流通路及微循环的调节。

3. **理解**　体表心电图的构成及意义；心力储备；各类血管的功能特点；血流量、血压和血流阻力的概念及三者之间的关系；重要器官的血液循环特点。

二、知识要点

1. 心脏生理

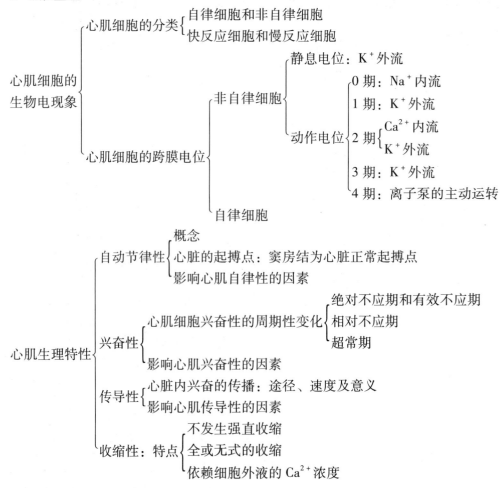

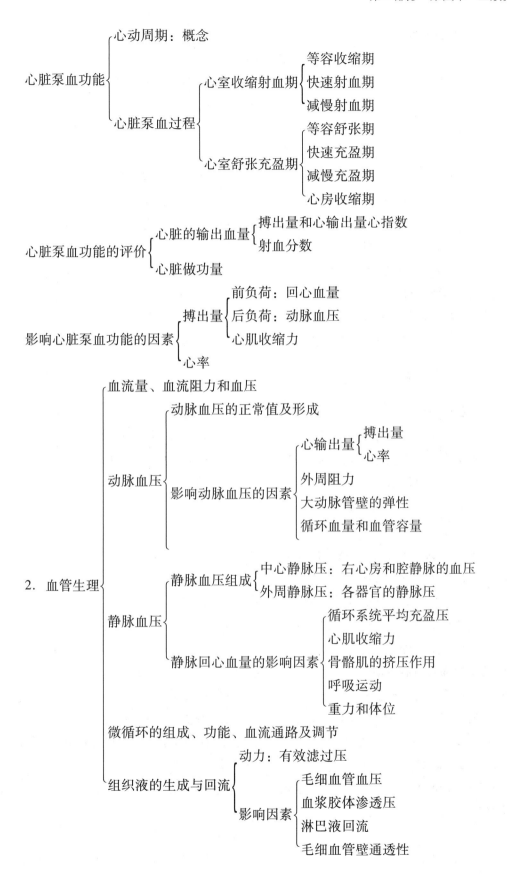

心脏泵血功能 ┬ 心动周期：概念
　　　　　└ 心脏泵血过程 ┬ 心室收缩射血期 ┬ 等容收缩期
　　　　　　　　　　　　　│　　　　　　　├ 快速射血期
　　　　　　　　　　　　　│　　　　　　　└ 减慢射血期
　　　　　　　　　　　　　└ 心室舒张充盈期 ┬ 等容舒张期
　　　　　　　　　　　　　　　　　　　　　├ 快速充盈期
　　　　　　　　　　　　　　　　　　　　　├ 减慢充盈期
　　　　　　　　　　　　　　　　　　　　　└ 心房收缩期

心脏泵血功能的评价 ┬ 心脏的输出血量 ┬ 搏出量和心输出量心指数
　　　　　　　　　│　　　　　　　　└ 射血分数
　　　　　　　　　└ 心脏做功量

影响心脏泵血功能的因素 ┬ 搏出量 ┬ 前负荷：回心血量
　　　　　　　　　　　│　　　├ 后负荷：动脉血压
　　　　　　　　　　　│　　　└ 心肌收缩力
　　　　　　　　　　　└ 心率

2. 血管生理 ┬ 血流量、血流阻力和血压
　　　　　　├ 动脉血压 ┬ 动脉血压的正常值及形成
　　　　　　│　　　　　└ 影响动脉血压的因素 ┬ 心输出量 ┬ 搏出量
　　　　　　│　　　　　　　　　　　　　　　│　　　　　└ 心率
　　　　　　│　　　　　　　　　　　　　　　├ 外周阻力
　　　　　　│　　　　　　　　　　　　　　　├ 大动脉管壁的弹性
　　　　　　│　　　　　　　　　　　　　　　└ 循环血量和血管容量
　　　　　　├ 静脉血压 ┬ 静脉血压组成 ┬ 中心静脉压：右心房和腔静脉的血压
　　　　　　│　　　　　│　　　　　　　└ 外周静脉压：各器官的静脉压
　　　　　　│　　　　　└ 静脉回心血量的影响因素 ┬ 循环系统平均充盈压
　　　　　　│　　　　　　　　　　　　　　　　　├ 心肌收缩力
　　　　　　│　　　　　　　　　　　　　　　　　├ 骨骼肌的挤压作用
　　　　　　│　　　　　　　　　　　　　　　　　├ 呼吸运动
　　　　　　│　　　　　　　　　　　　　　　　　└ 重力和体位
　　　　　　├ 微循环的组成、功能、血流通路及调节
　　　　　　└ 组织液的生成与回流 ┬ 动力：有效滤过压
　　　　　　　　　　　　　　　　　└ 影响因素 ┬ 毛细血管血压
　　　　　　　　　　　　　　　　　　　　　　├ 血浆胶体渗透压
　　　　　　　　　　　　　　　　　　　　　　├ 淋巴液回流
　　　　　　　　　　　　　　　　　　　　　　└ 毛细血管壁通透性

3．心血管活动调节

$$神经调节\begin{cases} 心脏的神经支配\begin{cases} 心迷走神经：抑制心脏活动 \\ 心交感神经：增强心脏活动 \end{cases} \\ 血管的神经支配\begin{cases} 缩血管神经纤维 \\ 舒血管神经纤维 \end{cases} \\ 心血管中枢：基本中枢 – 延髓 \\ 心血管反射性调节\begin{cases} 颈动脉窦、主动脉弓压力感受器反射 \\ 颈动脉体、主动脉体化学感受器反射 \\ 心、肺感受器引起的心血管反射 \end{cases} \end{cases}$$

$$体液调节\begin{cases} 肾上腺素和去甲肾上腺素 \\ 肾素 – 血管紧张素系统 \\ 血管升压素 \\ 激肽释放酶 – 激肽系统 \\ 血管内皮细胞生成的血管活性物质其他活性物质 \end{cases}$$

三、复习思考题

（一）名词解释

1．心动周期　2．窦性心律　3．正常起搏点　4．自律性　5．房室延搁

6．每搏输出量　7．心输出量　8．射血分数　9．心指数　10．异长自身调节

11．心力贮备　12．血压　13．收缩压　14．舒张压　15．平均动脉压

16．外周阻力　17．中心静脉压

（二）填空题

1．血液在心脏和血管内周而复始的流动称为＿＿＿＿＿＿。

2．正常成年人安静状态时心率为＿＿＿＿＿＿。

3．临床上所说的心脏的收缩期和舒张期是指＿＿＿＿＿＿而言。

4．心动周期的长短与心率快慢成＿＿＿＿＿＿，心率快，心动周期＿＿＿＿＿＿；心率慢，则心动周期＿＿＿＿＿＿，其中＿＿＿＿＿＿的变化更显著。

5．心室收缩与射血包括＿＿＿＿＿＿、＿＿＿＿＿＿和＿＿＿＿＿＿三个时期。

6．等容收缩相时，房室瓣被＿＿＿＿＿＿＿＿，动脉瓣处于＿＿＿＿＿＿＿＿状态。

7．等容舒张相时，动脉瓣被＿＿＿＿＿＿＿＿，房室瓣处于＿＿＿＿＿＿＿＿状态。

8．房 – 室压力梯度是血液由心房流入心室的动力，它的形成主要并不是来自＿＿＿＿＿＿＿＿＿＿收缩，而是依靠＿＿＿＿＿＿＿＿＿＿的舒张。

9．第一心音产生于＿＿＿＿＿＿，标志着心室＿＿＿＿＿＿的开始，第二心音产生于＿＿＿＿＿＿，标志着心室＿＿＿＿＿＿开始。

10．第一心音在＿＿＿＿＿＿听得最清晰，第二心音在＿＿＿＿＿＿听得最清晰。

11．每分输出量等于＿＿＿＿＿＿＿＿＿＿与＿＿＿＿＿＿＿＿＿＿的乘积。左右两心室的输出量＿＿＿＿＿＿＿＿。

12．心室异常扩大时，其射血分数＿＿＿＿＿＿。

13．心脏搏出量直接取决于＿＿＿＿＿＿和＿＿＿＿＿＿，当静脉回流量在一定范围内增加时，

搏出量_____；心率过快时，搏出量_____。

14. 在搏出量不变的情况下，心率变快，心输出量_____。

15. 心室前负荷指的是_____，若前负荷过大，心肌收缩力_____。后负荷指的是_____。

16. 心脏的工作细胞是指_____和_____细胞，心脏的自律细胞主要包括_____和_____细胞。

17. 心室肌细胞动作电位形成机制：0 期是_____，1 期是_____。

18. 心室肌细胞动作电位平台期形成机制：_____外流，_____内流。

19. _____是自律细胞形成自律性的基础，心脏自律细胞动作电位的主要特征是_____。

20. 4 期自动去极化的_____越快，自律细胞的自律性_____。

21. 增大细胞的最大复极电位，可增大阈电位和复极电位的差距，使自律性_____。

22. 心肌组织的生理特性有：_____、_____、_____和_____。

23. 心肌自律性以_____最高，_____最低。

24. _____是心脏的正常起搏点，其他节律点称为_____。

25. 房室延搁发生在_____。

26. 心室肌细胞一次兴奋过程中，其兴奋性的变化可分为_____，_____和_____。

27. 在一个心动周期中的_____期，给予心室一个额外刺激，一般不会引起反应。

28. 在心室肌细胞，阈电位下移，兴奋性_____。

29. 心电图的 P 波代表_____；QRS 波代表_____；T 波代表_____。

30. 弹性贮器血管指的是_____，阻力血管指的是_____，容量血管指的是_____，交换血管指的是_____。

31. 形成动脉血压的前提是_____，根本因素是_____和_____。

32. 外周阻力大小，主要取决于_____口径的大小。

33. 外周阻力增加可使动脉血压_____，脉压_____。

34. 大动脉弹性下降可使动脉血压_____，脉压_____。

35. 微循环是指_____和_____之间的血液循环。

36. 微循环营养通路的途径是_____、_____、_____、_____。

37. 组织液生成或回流取决于_____、_____、_____、_____的代数和。

38. 在因肾脏疾病导致大量蛋白尿时，使_____降低，造成毛细血管中有效滤过压_____，组织液的生成_____。

39. 营养不良造成血中蛋白质减少时，使血浆胶体渗透压_____，造成毛细血管中有效滤过压_____，组织液的生成_____。

40. 影响组织液生成的因素：_____、_____、_____和_____。

41. 中心静脉压的高低取决于_____和_____之间的相互关系。

42. 影响静脉血液回流的因素有：_____、_____、_____、

_____和_____。

43. 当身体由平卧转为直立时，回心血量_____；呼吸运动中，吸气使回心血量_____。

44. 调节心血管活动的基本中枢在_____。

45. 心迷走节后纤维末梢释放的递质是_____，心交感节后纤维末梢释放的递质是_____。

46. 心交感神经兴奋时，可导致心率_____，兴奋经房室交界传导速度_____，心肌收缩力_____。

47. 正常机体内使动脉血压保持相对稳定的心血管反射主要是_____，当动脉血压升高时该活动_____。

48. 减压反射是一种_____反馈调节机制，它的生理意义在于_____。

49. 肾上腺素能使心肌收缩力_____，心输出量_____，总的外周阻力_____，临床常用作_____药。

50. 去甲肾上腺素能使血管_____，外周阻力_____，动脉血压_____，临床用作_____药。

（三）判断题

1. 心率减慢时，心动周期缩短。

2. 房室瓣关闭发生在等容舒张期。

3. 心脏收缩力增强时，静脉回心血量增加，这是因为舒张期室内压较低。

4. 心室中血液的充盈主要靠心室舒张，心房收缩只起辅助作用。

5. 心输出量等于搏出量乘以心率，所以心率越快，心输出量越多。

6. 心室舒张末期的心室容积相当于心室肌的前负荷。

7. 动脉血压相当于心室肌的后负荷，当动脉血压升高时，心室射血量将减少。

8. Na^+平衡电位，是心室肌细胞静息电位的主要来源。

9. 心肌细胞自律性的高低主要受 4 期自动去极化速度的影响，4 期自动去极化速度越快，自律性越低。

10. 其他因素不变，心肌自律细胞最大复极电位负值越大，自律性越低。

11. 由于窦房结细胞 4 期自动去极速度快，所以它的传导速度也最快。

12. 心肌细胞中，传导速度最慢的是房室交界。

13. 心肌不会产生强直收缩，其原因是心肌是功能上的合胞体。

14. 心电图是心脏兴奋的产生、传导和恢复过程中的生物电变化在体表的反映。

15. 主动脉的管壁坚厚，富含弹性纤维，有明显的可扩张性和弹性，称为容量血管。

16. 阻力血管主要是指毛细血管。

17. 老年人的动脉管壁组织发生变性，大动脉的弹性贮器作用减弱，故脉压增大。

18. 在一般情况下，舒张压的高低主要反映心脏每搏输出量的多少。

19. 直捷通路经常处于开放状态而有血液流通，所以这一通路的主要功能是进行物质交换。

20. 在组织液的生成中，毛细血管血压和组织液胶体渗透压是促使液体由毛细血管向血管外滤过的力量。

21. 在烧伤、过敏等情况下，常会出现水肿，其主要原因是淋巴管堵塞，组织液回流受阻。

22. 中心静脉压的高低取决于心脏射血能力和静脉回心血量之间的相互关系。

23. 心交感神经末梢释放的递质是肾上腺素。

24. 当动脉血压下降时，通过减压反射的减弱而使血压回升，其调节机制为负反馈。

25. 静脉注射肾上腺素和去甲肾上腺素引起血管和心脏的变化是相同的。

（四）选择题

[A 型题]

1. 心动周期持续的时间长短取决于（　　）

　　A. 心房收缩时程　　　　B. 心房舒张时程　　　　C. 心室收缩时程

　　D. 心率　　　　　　　　E. 心室舒张时程

2. 全心舒张期的时程相当于（　　）

　　A. 心动周期 – 心房收缩期

　　B. 心动周期 – 心室舒张期

　　C. 心房舒张期 – 心室舒张期

　　D. 心室舒张期 – 心房收缩期

　　E. 快速充盈相 + 减慢充盈相

3. 有关心动周期的叙述，哪项是错误的（　　）

　　A. 是指心脏机械活动周期

　　B. 如心率为 75 次/分，心动周期历时 0.8 秒

　　C. 房缩期为 0.1 秒，室缩期为 0.3 秒，全心舒张期为 0.4 秒

　　D. 心率增快，心动周期缩短

　　E. 心动周期缩短时，收缩期与舒张期均等缩短

4. 关于等容收缩期的叙述，错误的是（　　）

　　A. 心室开始收缩　　　　B. 室内压高于房内压　　　　C. 血液由心房流向心室

　　D. 半月瓣关闭　　　　　E. 心室容积不变

5. 射血速度最快是在（　　）

　　A. 等容收缩期　　　　　B. 等容舒张期　　　　　C. 减慢射血期

　　D. 快速射血期　　　　　E. 快速充盈期

6. 心室充盈完毕位于哪一时期（　　）

　　A. 快速充盈期末　　　　B. 减慢充盈期末　　　　C. 心房收缩期末

　　D. 快速射血期末　　　　E. 减慢射血期末

7. 心动周期中，从动脉瓣关闭到下次动脉瓣开放前的时间相当于（　　）

　　A. 等容收缩期

　　B. 等容舒张期

　　C. 心室射血期

　　D. 心室舒张期和等容收缩期

　　E. 心室舒张期

8. 房室瓣关闭主要是由于（　　）

A. 心房收缩   B. 心室舒张   C. 乳头肌收缩

D. 室内压高于房内压   E. 房室瓣舒张

9. 房室瓣开放见于 （   ）

A. 等容收缩期末   B. 等容舒张期初   C. 等容收缩期初

D. 等容舒张期末   E. 房缩期

10. 在心室射血期，房室瓣和动脉瓣的状态是 （   ）

A. 两者都打开   B. 两者都关闭   C. 房室瓣打开、动脉瓣关闭

D. 房室瓣关闭、动脉瓣打开   E. 以上全不是

11. 心动周期中，心室充盈大部分是由于 （   ）

A. 骨骼肌挤压作用加速静脉血液回流

B. 心房肌收缩的挤压作用

C. 心室肌舒张的抽吸作用

D. 胸内负压的作用

E. 胸廓扩张

12. 主动脉瓣关闭见于 （   ）

A. 等容收缩期开始时

B. 等容舒张期开始时

C. 快速射血期开始时

D. 快速充盈期开始时

E. 减慢充盈期开始时

13. 血液按一个方向进出心脏，取决于 （   ）

A. 心房心室肌依次收缩

B. 心室肌的收缩和舒张

C. 心肌收缩产生压力差

D. 心肌收缩产生压力差与瓣膜开闭状态

E. 心房肌的收缩和舒张

14. 用于分析比较不同身材个体心功能的常用指标是 （   ）

A. 每分输出量   B. 心指数   C. 射血分数

D. 心脏做功量   E. 心力贮备

15. 评定心脏泵血功能较客观而完善的指标是 （   ）

A. 每搏输出量   B. 每分输出量   C. 心指数

D. 射血分数   E. 心脏作功量

16. 射血分数为下列何者的百分数 （   ）

A. 搏出量/体重

B. 搏出量/心室舒张末期容积

C. 搏出量/体表面积

D. 心输出量/体重

E. 心输出量/心室舒张末期容积

17. 正常成年人的射血分数为 （   ）

A. 80%　　　　　　B. 90%　　　　　　C. 55%～65%

D. 20%　　　　　　E. 100%

18. 可提高射血分数的因素是（　　）

A. 心迷走神经兴奋　　B. 心交感神经兴奋　　C. 大动脉血压升高

D. 心功能减退　　　　E. 交感缩血管神经兴奋

19. 心指数等于（　　）

A. 每搏输出量×体表面积

B. 每搏输出量/体表面积

C. 每分输出量×体表面积

D. 每分输出量/体表面积

E. 以上全不是

20. 左心室后负荷是指（　　）

A. 主动脉压　　　　　B. 中心静脉压　　　　C. 脉搏

D. 肺动脉压　　　　　E. 肺毛细血管楔压

21. 静脉回心血量增多时，可以引起（　　）

A. 心室后负荷减小　　B. 心室舒张期延长　　C. 心室前负荷增加

D. 心室充盈期缩短　　E. 中心静脉压降低

22. 静脉输入大量生理盐水后对心肌负荷的影响是（　　）

A. 不影响心肌负荷　　B. 增加心肌后负荷　　C. 增加心肌前负荷

D. 减小心肌后负荷　　E. 减小心肌前负荷

23. 心肌的异长调节通过改变下列哪个因素来调节心脏的泵血功能（　　）

A. 肌小节初长度　　　B. 肌钙蛋白活性　　　C. 肌浆游离钙浓度

D. 心肌收缩能力　　　E. 横桥 ATP 酶活性

24. 心肌的等长调节通过改变下列哪个因素调节心脏的泵血功能（　　）

A. 肌小节初长度　　　B. 肌钙蛋白活性　　　C. 肌浆游离 Ca^{2+}

D. 心肌收缩能力　　　E. 横桥 ATP 酶活性

25. 心室后负荷增大可引起（　　）

A. 心室收缩期延长　　B. 等容收缩期延长　　C. 射血期延长

D. 心室舒张期延长　　E. 心房收缩期延长

26. 提高心肌收缩力的因素是（　　）

A. 乙酰胆碱　　　　　B. 肾上腺素　　　　　C. 肾素

D. 快速大量输液　　　E. 动脉血压降低

27. 在下列哪种情况下，可使心输出量增加（　　）

A. 心迷走神经兴奋时

B. 动脉血压升高时

C. 由直立转为平卧时

D. 颈动脉窦区血压升高时

E. 心室舒张末期容积减少时

28. 正常人心率超过 180 次/分时，心输出量减少的原因主要是（　　）

A. 快速充盈期缩短　　　　B. 等容收缩期缩短　　　　C. 减慢射血期缩短

D. 快速射血期缩短　　　　E. 减慢充盈期延长

29. 心肌分为快、慢反应细胞的主要依据是（　　）

A. 4 期自动除极的速度

B. 动作电位复极化的速度

C. 静息电位的幅度

D. 0 期去极化速度

E. 阈电位水平

30. 心室肌细胞 0 期去极化速度取决于（　　）

A. 阈电位水平　　　　　　B. Na^+ 通道　　　　　　C. Ca^{2+} 通道

D. Cl^- 通道　　　　　　E. $Na^+ - K^+$ 泵活性

31. 以下哪种细胞不是自律细胞（　　）

A. 窦房结 P 细胞　　　　B. 心房、心室肌细胞　　　C. 心室传导束的浦肯野细胞

D. 房结区细胞　　　　　　E. 结希区细胞

32. 下列哪种细胞没有收缩性（　　）

A. 窦房结 P 细胞　　　　　B. 心室传导束的浦肯野细胞　　　C. 房结区细胞

D. 结希区细胞　　　　　　E. 以上都是

33. 与心室肌细胞动作电位平台期有关的离子活动是（　　）

A. Na^+ 内流和 Cl^- 外流

B. Na^+ 内流和 K^+ 外流

C. Ca^{2+} 内流和 K^+ 外流

D. Ca^{2+} 外流和 K^+ 内流

E. Cl^- 内流和 K^+ 外流

34. 心室肌细胞动作电位 4 期内 Ca^{2+} 逆浓度梯度外运是由下列哪个提供能量（　　）

A. Ca^{2+} 泵　　　　　　B. $Na^+ - K^+$ 泵　　　　　C. Cl^- 泵

D. 电位梯度　　　　　　　E. 以上都不是

35. 心室肌细胞动作电位的特点是（　　）

A. 平台期　　　　　　　　B. 动作电位幅度大　　　　C. 不应期短

D. 复极速度快　　　　　　E. 阈电位水平高

36. 心肌细胞生理特性不包括（　　）

A. 自律性　　　　　　　　B. 传导性　　　　　　　　C. 收缩性

D. 兴奋性　　　　　　　　E. 绝缘性

37. 衡量心肌自律性高低的指标主要是（　　）

A. 动作电位幅值

B. 阈电位水平

C. 最大舒张电位水平

D. 4 期膜电位自动去极化速度

E. 0 期去极化速度

38. 窦房结作为心脏起搏点的原因是（　　）

A. 能自动去极化　　　　B. 兴奋性最高　　　　C. 自律性最高

D. 复极 4 期电位不稳定　E. 复极 4 期电位稳定

39. 在异常情况下，下列哪种组织可以成为异位起搏点（　）

A. 心房肌　　　　　　　B. 心室肌　　　　　　　C. 窦房结

D. 浦肯野纤维网　　　　E. 房室交界结区

40. 心室肌细胞具有兴奋性的前提是（　）

A. Na^+ 通道处于激活状态

B. Na^+ 通道处于失活状态

C. Na^+ 通道处于备用状态

D. K^+ 通道处于激活状态

E. Ca^{2+} 通道处于备用状态

41. 心肌细胞的兴奋性与神经、骨骼肌细胞的不同在于（　）

A. 有周期性变化　　　　B. 有相对不应期　　　　C. 有效不应期长

D. 有超常期　　　　　　E. 无超常期

42. 心肌细胞超常期内兴奋性高于正常，导致（　）

A. 兴奋传导速度高于正常

B. 动作电位幅度大于正常

C. 刺激阈值低于正常

D. 自动节律性高于正常

E. 刺激阈值高于正常

43. 心室肌的有效不应期相当于（　）

A. 收缩期中间　　　　　B. 收缩期和舒张期早期　C. 舒张期结束

D. 舒张期结束以后　　　E. 收缩期早期

44. 额外刺激落在心肌细胞兴奋性改变的哪一期引起期前收缩（　）

A. 绝对不应期　　　　　B. 有效不应期　　　　　C. 相对不应期

D. 相对不应期或超常期　E. 局部反应期

45. 心室肌细胞绝对不应期的产生是由于（　）

A. Na^+ 通道处于激活状态

B. Na^+ 通道处于失活状态

C. Ca^{2+} 通道处于激活状

D. Ca^{2+} 通道处于失活状态

E. K^+ 通道处于失活状态

46. 期前收缩之后出现代偿间歇是因为（　）

A. 窦房结的节律性兴奋少发放一次

B. 窦房结的节律性兴奋传出速度大大减慢

C. 期前收缩的有效不应期特别长

D. 窦房结的一次节律性兴奋落在期前收缩的有效不应期中

E. 窦房结的节律性兴奋多发放一次

47. 心室肌细胞一次兴奋过程中，有效不应期的长短主要取决于（　）

A. 0 期去极化速度　　　B. 平台期长短　　　　　C.4 期自动去极化速度

D. 0 期钠离子内流速度　 E. 3 期长短

48. 心脏房室延搁的生理意义是（　　）

A. 增强心肌收缩力

B. 使心室不产生强直收缩

C. 使心室肌有效不应期延长

D. 使心房和心室不会同步收缩

E. 使心房不产生强直收缩

49. 关于心肌收缩的特点，错误的是（　　）

A. 同步收缩（全或无式收缩）

B. 不发生强直收缩

C. 对细胞外钙离子依赖

D. 缺氧、酸中毒可使收缩力下降

E. 交感神经兴奋和儿茶酚胺浓度升高可使收缩力下降

50. 心肌不会产生强直收缩的原因是（　　）

A. 心肌的"全"或"无"收缩特性

B. 心肌肌浆网不发达，Ca^{2+} 贮存少

C. 心肌有效不应期特别长

D. 心肌有自动产生节律性兴奋的特点

E. 心肌超常期特别长

51. 第二心音的产生主要是由于（　　）

A. 心室收缩时，血液冲击动脉瓣引起的振动

B. 心室舒张时，动脉管壁弹性回缩引起的振动

C. 心室收缩，动脉瓣突然开放时的振动

D. 心室舒张，动脉瓣迅速关闭时的振动

E. 心房舒张，动脉瓣迅速关闭时的振动

52. 第二心音与下一个心动周期第一心音之间的间隔相当于（　　）

A. 房缩期　　　　　　　B. 房舒期　　　　　　　C. 室缩期

D. 室舒期　　　　　　　E. 射血期

53. 下列哪种心音的强弱可反映主动脉压和肺动脉压的高低（　　）

A. 第一心音　　　　　　B. 第二心音　　　　　　C. 第三心音

D. 第四心音　　　　　　E. 第一、三心音

54. 下列心电图各段时间中，最长的一段是（　　）

A. P－R 段　　　　　　 B. P－R 间期　　　　　　C. S－T 段

D. QRS 波群时间　　　　E. Q－T 间期

55. 血液在血管内流动时，血流阻力（　　）

A. 与血管半径的平方成正比

B. 与血管半径的平方成反比

C. 与血管半径的立方成反比

D. 与血管半径的四次方成反比

E. 与血管半径的四次方成正比

56. 血压降落幅度最大的是下列哪一部位（　）

　　A. 微静脉和小静脉　　　B. 小动脉和微动脉　　　C. 毛细血管

　　D. 主动脉和大动脉　　　E. 大动脉和腔静脉

57. 安静状态下，容纳血量最多的是（　）

　　A. 主动脉　　　　　　　B. 大动脉　　　　　　　C. 左心室

　　D. 毛细血管　　　　　　E. 静脉

58. 血液停止循环后对血管壁的侧压称（　）

　　A. 收缩压　　　　　　　B. 舒张压　　　　　　　C. 平均动脉压

　　D. 循环系统平均充盈压　E. 脉压

59. 循环系统平均充盈压可反映（　）

　　A. 血流量与血流阻力之间的关系

　　B. 血管容积与循环血量之间的关系

　　C. 回心血量与心肌收缩力之间的关系

　　D. 体循环血流量与肺循环血流量之间的关系

　　E. 动脉血压与静脉血压之间的关系

60. 心肌收缩释放的能量主要用于维持（　）

　　A. 动脉血压　　　　　　B. 血流速度　　　　　　C. 外周阻力

　　D. 射血分数　　　　　　E. 心输出量

61. 收缩压出现的时期（　）

　　A. 房缩期末　　　　　　B. 等容收缩期末　　　　C. 快速射血期

　　D. 等容舒张期末　　　　E. 缓慢射血期末

62. 在一般情况下，收缩压的高低主要反映（　）

　　A. 心率　　　　　　　　B. 外周阻力　　　　　　C. 循环血量

　　D. 心肌收缩力的强弱　　E. 大动脉管壁弹性

63. 影响收缩压升高的主要因素是（　）

　　A. 搏出量　　　　　　　B. 心率　　　　　　　　C. 外周阻力

　　D. 大动脉管壁弹性　　　E. 静脉回心血量

64. 心动周期中，在下列哪个时期主动脉压力最低（　）

　　A. 等容收缩期末　　　　B. 等容舒张期末　　　　C. 心房收缩期末

　　D. 快速充盈期末　　　　E. 心室收缩期末

65. 使舒张压维持一定水平的主要因素是（　）

　　A. 较粗的管径　　　　　B. 主动脉弹性　　　　　C. 血流速度快

　　D. 内壁光滑　　　　　　E. 心室射血

66. 影响正常人舒张压的最主要因素是（　）

　　A. 心输出量　　　　　　B. 外周阻力　　　　　　C. 循环血量

　　D. 大动脉管壁弹性　　　E. 心率

67. 小动脉口径变小时，下列哪项变化最明显（　）

A. 每搏输出量增加　　　　B. 收缩压升高　　　　C. 舒张压降低

D. 脉压变小　　　　　　　E. 平均动脉压降低

68. 老年人主动脉弹性减退伴有小动脉硬化时血压的变化（　　）

A. 收缩压变化不大，舒张压降低

B. 收缩压变化不大，舒张压升高

C. 收缩压降低，舒张压升高

D. 收缩压、舒张压均明显升高

E. 收缩压升高，脉压增大

69. 微循环最主要的功能（　　）

A. 调节回心血量　　　　B. 调节血压　　　　C. 物质交换

D. 调节体温　　　　　　E. 以上都不对

70. 在体循环中，血流平均速度最慢的血管是（　　）

A. 静脉　　　　　　　　B. 小动脉　　　　　　C. 主动脉

D. 毛细血管　　　　　　E. 动 – 静脉吻合支

71. 在组织中能充分进行物质交换的微循环通路是（　　）

A. 直捷通路　　　　　　B. 动 – 静脉短路　　　C. 营养通路

D. 营养通路和直捷通路　E. 直捷通路和动 – 静脉短路

72. 真毛细血管不具有下列各项中的哪一项特点（　　）

A. 周期性收缩和舒张　　B. 管壁很薄　　　　　C. 血流缓慢

D. 管壁的通透性很大　　E. 血管数量多，交织成网

73. 进行物质交换的主要部位是（　　）

A. 微动脉　　　　　　　B. 通血毛细血管　　　C. 真毛细血管

D. 动静脉短路　　　　　E. 微静脉

74. 影响毛细血管前括约肌舒缩活动的主要因素是（　　）

A. 交感舒血管纤维释放乙酰胆碱

B. 组织的局部代谢产物

C. 肾脏近球细胞释放的肾素

D. 交感神经末梢释放的去甲肾上腺素

E. 迷走神经末梢释放的乙酰胆碱

75. 下列关于直捷通路的叙述，错误的是（　　）

A. 不是血液和组织之间进行物质交换的主要部位

B. 血流速度较快

C. 经常处于开放状态

D. 管径较真毛细血管稍粗

E. 血流速度较慢

76. 与体温调节有关的微循环通路是（　　）

A. 直捷通路　　　　　　B. 动 – 静脉短路　　　C. 营养通路

D. 营养通路和直捷通路　E. 直捷通路和动 – 静脉短路

77. 正常人组织液的生成和回流主要取决于（　　）

  A. 有效滤过压   B. 血浆胶体渗透压   C. 组织液胶体渗透压

  D. 组织液静水压   E. 血浆晶体渗透压

78. 下列不属于淋巴循环功能的是 （ ）

  A. 回收组织液中的蛋白质

  B. 控制阻力血管的舒缩活动

  C. 维持血浆和组织液间的液体平衡

  D. 参与脂肪的吸收与机体免疫

  E. 清除组织中的代谢废物

79. 静脉系统成为外周的血液贮存库，主要是由于 （ ）

  A. 静脉管壁有可扩张性

  B. 静脉管壁平滑肌少

  C. 许多静脉位于皮下组织中

  D. 静脉系统的容积大

  E. 静脉有瓣膜

80. 关于中心静脉压，错误的是 （ ）

  A. 指胸腔大静脉和右心房的压力

  B. 可反映心脏的射血功能

  C. 可作为临床控制输液速度和量的依据指标

  D. 心脏射血功能不足可使其降低

  E. 输液过多可使其升高

81. 患者动脉血压降低，中心静脉压升高意味着 （ ）

  A. 左心功能不全   B. 静脉回流过多   C. 全心功能不全

  D. 静脉回流障碍   E. 有效循环血量增加

82. 久病卧床，突然站立会引起 （ ）

  A. 贫血

  B. 回心血量突然减少

  C. 心迷走中枢紧张性增高

  D. 心交感中枢紧张性降低

  E. 交感缩血管中枢紧张性降低

83. 右心衰竭时组织液生成增加致下肢水肿的主要原因是 （ ）

  A. 血浆晶体渗透压降低   B. 血浆胶体渗透压降低   C. 组织液胶体渗透压升高

  D. 组织液静水压升高   E. 毛细血管血压升高

84. 平时维持交感缩血管神经纤维紧张性活动的基本中枢位于 （ ）

  A. 大脑   B. 下丘脑   C. 中脑和脑桥

  D. 延髓   E. 脊髓

85. 心交感神经末梢释放的递质是 （ ）

  A. 组胺   B. 乙酰胆碱   C. 肾上腺素

  D. 去甲肾上腺素   E. 血管紧张素

86. 心迷走神经节后纤维所释放的神经递质是 （ ）

A. 乙酰胆碱　　　　　B. 去甲肾上腺素　　　　C. 血管升压素

D. 谷氨酸　　　　　　E. γ‑氨基丁酸

87. 下列哪项不会引起心率增快 （　）

A. 交感活动增强　　　B. 迷走活动增强　　　　C. 肾上腺素

D. 甲状腺激素　　　　E. 发热

88. 引起减压反射的感受器是 （　）

A. 主动脉体和颈动脉体　B. 主动脉弓和颈动脉窦　C. 腔静脉压力感受器

D. 右心房容量感受器　E. 心房压力感受器

89. 颈动脉窦压力感受器的传入神经是 （　）

A. 窦神经　　　　　　B. 主动脉神经　　　　　C. 迷走神经

D. 降压神经　　　　　E. 动眼神经

90. 动脉血压保持相对恒定的意义是 （　）

A. 保证器官的血液供应

B. 保持血管充盈

C. 保持足够的静脉回流

D. 防止血管硬化和破裂

E. 防止心衰

91. 降压反射的生理意义是 （　）

A. 降低动脉血压　　　B. 升高动脉血压　　　　C. 减弱心血管活动

D. 加强心血管活动　　E. 维持动脉血压相对恒定

92. 人运动时导致血压升高，可引起 （　）

A. 外周血管收缩

B. 主动脉弓压力感受器抑制

C. 颈动脉窦压力感受器兴奋

D. 心迷走神经传出冲动减少

E. 心率加快

93. 降压反射对动脉血压的调节范围是 （　）

A. 40～100mmHg　　　B. 60～100mmHg　　　　C. 80～160mmHg

D. 80～180mmHg　　　E. 60～180mmHg

94. 不具有直接刺激醛固酮分泌的是 （　）

A. 肾素　　　　　　　B. 血管紧张素Ⅱ　　　　C. 血管紧张素Ⅲ

D. 血 Na^+ 浓度降低　E. 血 K^+ 浓度升高

95. 能增加冠脉血流量的最重要成分是 （　）

A. 二氧化碳　　　　　B. 乳酸　　　　　　　　C. 缓激肽

D. 前列腺素　　　　　E. 腺苷

96. 体循环和肺循环中，基本相同的是 （　）

A. 收缩压　　　　　　B. 舒张压　　　　　　　C. 外周阻力

D. 心输出量　　　　　E. 体循环平均充盈压

97. 左心室冠脉血流量的多少，主要取决于 （　）

A. 主动脉内收缩压的高低和心缩期的长短

B. 主动脉内舒张压的高低和心舒期的长短

C. 主动脉内平均动脉压的高低

D. 主动脉管壁弹性的大小

E. 循环血量

[B 型题]

(98~101 题共用备选答案)

　　A. 窦房结　　　　　B. 房室交界　　　　　C. 心室肌

　　D. 浦肯野纤维　　　E. 心房肌

98. 自律性最高的是 （　　）

99. 自律细胞中自律性最低的是 （　　）

100. 传导性最快的是 （　　）

101. 传导性最慢的是 （　　）

(102~105 题共用备选答案)

A. 房内压 > 室内压 < 动脉压

B. 房内压 < 室内压 < 动脉压

C. 房内压 > 室内压 > 动脉压

D. 房内压 < 动脉压 < 室内压

E. 房内压 < 室内压 > 动脉压

102. 等容收缩期 （　　）

103. 心室充盈期 （　　）

104. 射血期 （　　）

105. 等容舒张期 （　　）

(106~111 题共用备选答案)

　　A. 心房收缩期末　　B. 等容舒张期　　　C. 快速充盈期

　　D. 减慢射血期末　　E. 快速射血期

106. 左心室室内压最高是在 （　　）

107. 左心室室内压最低是在 （　　）

108. 左心室容积减小最快是在 （　　）

109. 左心室容积增加最快是在 （　　）

110. 左心室容积最大是在 （　　）

111. 左心室容积最小是在 （　　）

(112~116 题共用备选答案)

A. 淋巴回流受阻

B. 血浆胶体渗透压降低

C. 毛细血管静脉端血压升高

D. 毛细血管通透性增加

E. 微动脉舒张

112. 慢性肾脏病引起组织水肿的原因是 （　　）

113. 丝虫病引起组织水肿的原因是（　　）

114. 烧伤时血浆大量渗出的原因是（　　）

115. 肺循环淤血致肺水肿，主要原因是（　　）

116. 重度营养不良引起水肿的主要原因是（　　）

[X 型题]

117. 关于心动周期的叙述，下列哪项是正确的（　　）

    A. 心动周期的长短取决于心率

    B. 心房和心室活动的周期长短相等

    C. 一个心动周期中两心房先收缩

    D. 心室收缩期短于心室舒张期

    E. 心率增快时心室收缩期的缩短程度大于舒张期

118. 主动脉瓣处于关闭状态见于（　　）

    A. 等容收缩期   B. 快速射血期   C. 减慢射血期

    D. 等容舒张期   E. 快速充盈期

119. 心动周期中房室瓣处于关闭状态的时期有（　　）

    A. 等容收缩期   B. 减慢射血期   C. 快速射血期

    D. 减慢充盈期   E. 等容舒张期

120. 心动周期中房室瓣处于开放状态的时期有（　　）

    A. 等容收缩期   B. 快速充盈期   C. 减慢充盈期

    D. 等容舒张期   E. 快速射血期

121. 心动周期中动脉瓣处于开放状态的时期有（　　）

    A. 等容收缩期   B. 快速射血期   C. 减慢射血期

    D. 等容舒张期   E. 快速充盈期

122. 可致射血分数减小的因素（　　）

    A. 心室舒张末容积增大   B. 动脉血压升高   C. 心率减慢

    D. 心肌收缩能力增强   E. 每搏输出量降低

123. 下列哪个部位的心肌细胞有自律性（　　）

    A. 窦房结   B. 房结区   C. 房室交界的结区

    D. 结希区   E. 浦肯野纤维

124. 心室肌细胞动作电位 4 期静息期是下列哪些离子跨膜流动的综合结果（　　）

    A. Na^+ 内流   B. Na^+ 外流   C. K^+ 内流

    D. Ca^{2+} 内流   E. Ca^{2+} 外流

125. 下列哪项可致心肌细胞自律性升高（　　）

    A. 最大复极电位绝对值减小

    B. 阈电位绝对值增大

    C. 4 期自动去极速度增大

    D. 全部 Na^+ 通道处于失活状态

    E. 细胞直径减小

126. 刺激心室肌，不产生快反应动作电位，在下列可能的原因中哪项是正确的（　　）

    A. 刺激强度太弱

    B. 电刺激的波宽太窄（刺激持续时间太短）

    C. 心肌处于不应期中

    D. Na^+ 通道处于备用状态

    E. 以上都不是

127. 心肌收缩性的特点是（　　）

    A. 对细胞外液 Ca^{2+} 依赖性大

    B. 不发生强直收缩

    C. 呈"全或无"式收缩

    D. 具有自动节律性

    E. 以上都不是

128. 关于各类血管功能特点的叙述，哪些是错误的（　　）

    A. 毛细血管前括约肌属于毛细血管前阻力血管，交感缩血管纤维的分布极少

    B. 主动脉和大动脉有弹性贮器作用，使血液能在血管系统内匀速流动

    C. 静脉的舒缩活动是促使静脉血回流入心的主要动力

    D. 微静脉口径不变时，微动脉舒张有利于组织液进入血液

    E. 毛细血管分支多，总截面积大，容纳了循环血量的 60% 以上

129. 下列哪种因素对组织液生成具有影响作用（　　）

    A. 毛细血管血压　　　　B. 血浆胶体渗透压　　　　C. 淋巴回流

    D. 血浆晶体渗透压　　　E. 毛细血管壁通透性

130. 正常情况下，影响有效滤过压的因素为（　　）

    A. 毛细血管血压　　　　B. 血浆胶体渗透压　　　　C. 组织液胶体渗透压

    D. 组织液静水压　　　　E. 血浆晶体渗透压

131. 下列哪些原因可造成血浆胶体渗透压下降、有效滤过压增大，而导致水肿（　　）

    A. 慢性肾脏病　　　　B. 丝虫病　　　　C. 烧伤

    D. 肝硬化　　　　　　E. 重度营养不良

132. 下列哪些原因可造成淋巴回流受阻，而导致水肿（　　）

    A. 慢性肾脏病　　　　B. 丝虫病　　　　C. 烧伤

    D. 肺循环淤血　　　　E. 乳腺癌切除术后

133. 关于中心静脉压的叙述，哪一项是正确的（　　）

    A. 是指胸腔内大静脉和右心房的血压

    B. 其正常值变动范围为 4~12mmHg

    C. 可反映心脏的射血功能

    D. 可作为临床控制输液速度和量的参考指标

    E. 外周静脉广泛收缩时，中心静脉压升高

134. 关于静脉血压，下列哪些叙述正确（　　）

    A. 深呼气时，中心静脉压升高

    B. 中心静脉压的高低与回心血量有关

    C. 深吸气时，中心静脉压升高

D. 中心静脉压的高低与心脏的射血能力有关

E. 足背静脉压在行走时比立正时低

135. 右心衰竭时可出现（　　）

    A. 颈静脉压升高　　　　B. 中心静脉压升高　　　C. 肺水肿

    D. 肝充血增大　　　　　E. 动脉血压降低

136. 左心衰竭时可出现（　　）

    A. 颈静脉怒张　　　　　B. 双下肢水肿　　　　　C. 肝大

    D. 肺淤血　　　　　　　E. 肺水肿

137. 下列哪种情况下中心静脉压将降低（　　）

    A. 心肌射血功能增强　　B. 呼气相　　　　　　　C. 静脉回心血量减少

    D. 输液过多　　　　　　E. 动脉血压降低

138. 心迷走神经的作用是（　　）

    A. 使心率减慢

    B. 使心房肌收缩力减弱

    C. 使心房肌不应期延长

    D. 使房室传导减慢

    E. 使每搏量减少

139. 心交感神经的作用是（　　）

    A. 使心肌细胞内 cAMP 增加

    B. 促进糖原分解

    C. 使传导速度加快

    4. 使心房收缩力加强

    E. 使心室收缩末期容积增加

140. 下列哪种情况会使心交感神经的活动增强（　　）

    A. 动脉血压降低时　　　B. 血容量减少时　　　　C. 由起立变为平卧时

    D. 情绪激动时　　　　　E. 肌肉运动时

141. 动脉血压升高时，下列哪项是压力感受性反射的效应（　　）

    A. 心交感紧张性减弱

    B. 心迷走紧张加强

    C. 交感缩血管紧张性减弱

    D. 交感舒血管紧张性加强

    E. 外周血管阻力降低

142. 夹闭兔双侧颈总动脉可引起（　　）

    A. 心率增快　　　　　　B. 心肌收缩力增强　　　C. 外周血管收缩

    D. 动脉血压升高　　　　E. 心交感活动增强

143. 牵拉兔颈总动脉管壁可引起（　　）

    A. 心率减慢　　　　　　B. 心肌收缩力减弱　　　C. 动脉血压降低

    D. 外周阻力减小　　　　E. 心迷走神经活动增强

144. 关于心肺感受器兴奋所起的作用，下列哪项是正确的（　　）

A. 可导致心率变慢　　　　　　　　B. 可导致动脉血压降低

C. 心输出量减少　　　　　　　　　D. 可导致肾素释放减少

E. 可导致抗利尿激素释放增多

145. 下列各种物质中，能直接引起血管平滑肌收缩的是（　　）

A. 肾素　　　　　　B. 血管紧张素 II　　　　　C. 血管紧张素 III

D. 内皮素　　　　　E. 血管升压素

146. 肾上腺素的作用（　　）

A. 增强心肌收缩力　　　B. 加快心率　　　　　C. 收缩内脏和皮肤血管

D. 舒张骨骼肌血管　　　E. 减少组织液生成

（五）问答题

1. 兴奋在心脏如何扩布？有何特点？有何生理意义？

2. 影响心输出量有哪些因素？

3. 试述影响动脉血压因素。

4. 右心衰时，组织为何水肿？

5. 某些人由蹲位突然直立，感到头晕眼黑，片刻恢复，根据所学知识分析原因？

6. 心交感神经兴奋后可引起什么效应？

7. 心迷走神经兴奋后可引起什么效应？

8. 试述减压反射的过程，特点及生理意义。

9. 试比较肾上腺素和甲肾上腺素对心血管的作用。

四、参考答案

（一）名词解释

1. 指心脏一次收缩和舒张构成的一个机械活动周期。

2. 指由窦房结所支配的心脏兴奋节律。

3. 窦房结是主导整个心脏兴奋和收缩的正常部位，称为心脏的正常起搏点。

4. 指自律细胞在没有外来刺激的条件下，能自动产生节律性兴奋的特性。

5. 指房室交界处兴奋传导速度较慢，使兴奋通过房室交界时，耽搁的时间较长。

6. 指一侧心室一次收缩时射出的血量。

7. 指每分钟由一侧心室射出的血量。

8. 指每搏输出量占心舒末期容积的百分比。

9. 指每平方米体表面积的心输出量。

10. 指通过改变心肌初长度而实现对心室搏出量的调节机制。

11. 指心输出量随机体代谢需要而增加的能力。

12. 指血管内流动的血液对单位面积血管壁的侧压力。

13. 指心室收缩时，动脉血压升高，在快速射血期之末血压升到最高值。

14. 指心室舒张时，动脉血压降低，在心舒张末期降到最低值。

15. 指整个心动周期中动脉血压的总平均值。

16. 指小动脉和微动脉的血流阻力。

17. 指胸腔内大静脉和右心房的血压。

（二）填空题

1. 血液循环

2. 60～100 次/分

3. 心室

4. 反比　缩短　延长　舒张期

5. 等容收缩期　快速射血期　减慢射血期

6. 关闭　关闭

7. 关闭　关闭

8. 心房　心室

9. 收缩期　收缩　舒张期　舒张

10. 心尖部　心底部

11. 搏出量　心率　基本相等

12. 降低

13. 心肌收缩力　回心血量　增加　减少

14. 增加

15. 心室舒张末期容积　降低　动脉血压

16. 心房肌　心室肌　窦房结 P 细胞　浦肯野

17. Na^+ 内流　K^+ 外流

18. K^+　Ca^{2+}

19. 4 期自动去极化　4 期自动去极化

20. 速度　越高

21. 降低

22. 兴奋性　自律性　传导性　收缩性

23. 窦房结细胞　浦肯野细胞

24. 窦房结　潜在起搏点

25. 房室交界

26. 有效不应期　相对不应期　超常期

27. 有效不应

28. 增大

29. 左、右心房去极化过程的电位变化　左、右心室去极化过程的电位变化　左、右心室复极化过程的电位变化

30. 主动脉和大动脉　小动脉和微动脉　静脉　毛细血管

31. 充足的循环血量　心脏射血　外周阻力

32. 小动脉和微动脉

33. 升高　减小

34. 升高　增大

35. 微动脉　微静脉

36. 微动脉　后微动脉　毛细血管前括约肌　真毛细血管网　微静脉

37. 毛细血管血压　组织液静水压　血浆胶体渗透压　组织液胶体渗透压

38. 血浆胶体渗透压　增大　增多

39. 降低　增大　增多

40. 毛细血管血压　血浆胶体渗透压　淋巴回流受阻　毛细血管壁通透性

41. 心脏射血能力　静脉回心血量

42. 循环系统平均充盈压　心室收缩能力　骨骼肌的挤压作用　呼吸运动　重力和体位

43. 减少　增加

44. 延髓

45. 乙酰胆碱　去甲肾上腺素

46. 加快　加快　加强

47. 减压反射　增强

48. 负　使动脉血压保持相对稳定

49. 加强　增加　影响不大　强心药

50. 收缩　增高　升高　升压药

（三）判断题

1. ×　2. ×　3. √　4. √　5. ×　6. √　7. √　8. ×　9. ×　10. √　11. ×　12. √
13. ×　14. √　15. ×　16. ×　17. √　18. ×　19. ×　20. √　21. ×　22. √　23. ×
24. √　25. ×

（四）选择题

1. D　2. D　3. E　4. C　5. D　6. C　7. D　8. D　9. D　10. D　11. C　12. B　　13. D
14. B　15. D　16. B　17. C　18. B　19. D　20. A　21. C　22. C　23. A　24. D　25. B
26. B　27. C　28. A　29. D　30. B　31. B　32. E　33. C　34. A　35. A　36. E　37. D
38. C　39. D　40. C　41. C　42. C　43. D　44. D　45. B　46. D　47. B　48. C　49. E
50. C　51. D　52. D　53. B　54. E　55. D　56. B　57. E　58. D　59. B　60. A　61. C
62. D　63. A　64. A　65. B　66. B　67. D　68. E　69. C　70. D　71. C　72. A　73. C
74. B　75. E　76. B　77. A　78. B　79. D　80. D　81. C　82. B　83. E　84. D　85. D
86. A　87. B　88. B　89. A　90. A　91. E　92. C　93. E　94. A　95. E　96. D　97. B
98. A　99. D　100. D　101. B　102. B　103. A　104. E　105. B　106. E　107. C　108. E
109. C　110. A　111. D　112. B　113. A　114. D　115. C　116. B　117. ABCD　118. ADE
119. ABCE　120. BC　121. BC　122. ABE　123. ABDE　124. BCE　125. ABC　126. ABC
127. ABC　128. BCDE　129. ABCE　130. ABCD　131. ADE　132. BE　133. ACDE
134. ABDE　135. ABD　136. DE　137. AC　138. ABDE　139. ABCD　140. ABDE
141. ABCE　142. ABCDE　143. ABCDE　144. ABCD　145. BCDE　146. ABCD

（五）问答题

1. 心脏兴奋的传播途径为

窦房结→优势传导通路→房室交界→房室束及左右束支→浦肯野纤维→心室肌
　↘　心房肌　↗

在房室交界的传导速度最慢，出现房室延搁，保证了心房收缩结束后心室才能收缩。

在心室内传导速度较快，在浦肯野纤维约为4m/s，心室肌约为1m/s，从而使所有心室肌细胞几乎同时收缩，收缩力增强，有利于心脏射血。

2. 心输出量取决于搏出量和心率，凡能影响二者的因素均可影响心输出量。

每搏输出量：①前负荷－－心室舒张末期容积。如在一定范围内增加心室舒张末期容积，则前负荷增大，使心肌收缩力增强，每搏输出量增加。②后负荷－－大动脉血压。如其他条件不变，动脉血压升高，后负荷增大，导致等容收缩期延长，射血期缩短，射血速度减慢，搏出量减少。③心肌收缩能力－－心肌不依赖于前负荷和后负荷而改变其力学活动的一种内在的特性。神经、体液、药物等因素可通过改变心肌收缩能力而调节每搏输出量。

心率：在 40～180 次/分范围内，若每搏输出量不变，则心输出量随心率增加而增多，如超过 180 次/分，则由于每搏输出量减少而使心输出量降低；如低于 40 次/分，尽管心舒期延长，但心室容积有限，也导致心输出量减少。

3. 影响动脉血压的因素主要如下。①心输出量：包括心率和搏出量。其中搏出量大小主要影响收缩压。心率的快慢主要影响舒张压。②外周阻力：主要决定于微动脉与小动脉的口径变化，主要影响舒张压。③主动脉和大动脉管壁的弹性：使收缩压不至于过高，舒张压不至于过低，降低脉压。④循环血量与血管容积：循环血量和血管容积两者相适应，才能使血管系统有足够的充盈度，产生一定的体循环平均充盈压，这是产生动脉血压的前提条件。

4. 右心衰时，静脉回流受阻，静脉淤血，使毛细血管血压逆行性升高，有效滤过压加大，组织液生成增多，导致组织水肿。

5. 突然直立，在重力作用下，心脏以下的静脉回心血量减少，则心室射血减少，血压下降，使大脑和视网膜缺血造成。

6. 心交感神经兴奋，节后纤维释放去甲肾上腺素（NA），该递质与心肌细胞膜上 β_1 受体结合，可使心率加快，心缩力加强，传导性增加，心输出量增加。

7. 心迷走神经兴奋，节后纤维释放乙酰胆碱（ACh），该递质心肌细胞膜上 M 受体结合，可使心率减慢，房室传导速度减慢，心肌收缩力减弱，心输出量减少。

8. ①过程：当动脉血压升高时，刺激了颈动脉窦和主动脉弓压力感受器，使其发放冲动的频率增高，分别经舌咽神经和迷走神经传入延髓的心血管中枢，使心迷走中枢紧张性增高，而心交感中枢和交感缩血管中枢传出冲动减少，使心率减慢，心缩力降低，血管扩张，外周阻力降低，回心血量减少，最后导致血压下降。②特点：当动脉血压在 8.00～24.00kPa（60～180mmHg）波动时，该反射有效，尤其在 13.33kPa（100mmHg）上下波动时该反射调节最灵敏。③生理意义：可使动脉血压保持相对稳定。

9. 肾上腺素能与 α、β_1 和 β_2 受体结合，特别是激活 β 受体作用远远大于去甲肾上腺素，因此对心脏兴奋 β_1 受体可使心率加快，心肌收缩力加强，心输出量增加。对外周血管作用，表现在兴奋骨骼肌、肝脏、冠状血管 β_2 受体，使血管舒张。兴奋皮肤及内脏血管 α 受体，使血管收缩。总之，使外周阻力变化不明显。

去甲肾上腺素主要激活 α 受体，对 β 受体作用小，故对体内大多数血管有明显收缩作用，使外周阻力增大，血压升高。去甲肾上腺素对心脏有兴奋作用，但作用弱，通常还表现心率变慢而不加快。这是由于血压升高后，激发压力感受性反射使心率减慢。

（杨艳梅　胡　庆）

第五章　呼　吸

一、课程标准

1. **学会**　呼吸的四个环节；肺通气的原动力、直接动力；胸膜腔负压的生理意义；呼吸气体的交换过程；氧、二氧化碳的运输形式；呼吸的基本中枢、调整中枢；化学感受性反射。

2. **说出**　呼吸过程中肺内压、胸膜腔内压的变化；肺的弹性阻力；肺通气功能的评价指标；肺牵张反射。

3. **理解**　呼吸运动；胸廓弹性阻力和非弹性阻力。

二、知识要点

1. 呼吸系统概述
- 呼吸的概念：机体与环境之间的气体交换过程
- 呼吸环节
  - 肺通气：肺与外界环境之间的气体交换
  - 肺换气：肺泡与肺毛细血管之间的气体交换气体在血液中的运输
  - 组织换气：血液与组织细胞之间的气体交换

2. 肺通气
- 动力
  - 原动力：呼吸运动
  - 直接动力：肺内压与大气压之差
  - 胸膜腔内压意义：维持肺的扩张状态，有利于静脉血和淋巴液的回流
- 阻力
  - 弹性阻力
    - 肺弹性纤维的弹性回缩力
    - 肺泡表面张力
    - 肺泡表面活性物质
      - 减小吸气的阻力
      - 防止肺水肿的产生
      - 稳定大小肺泡容积
  - 非弹性阻力：以呼吸道阻力为主
- 评价指标
  - 肺容量：潮气量、补吸气量、补呼气量、残气量、肺活量、用力肺活量
  - 肺通气量
    - 肺泡通气量：每分钟吸入肺泡的新鲜空气量
    - 每分通气量：每分钟进或出肺的气体量

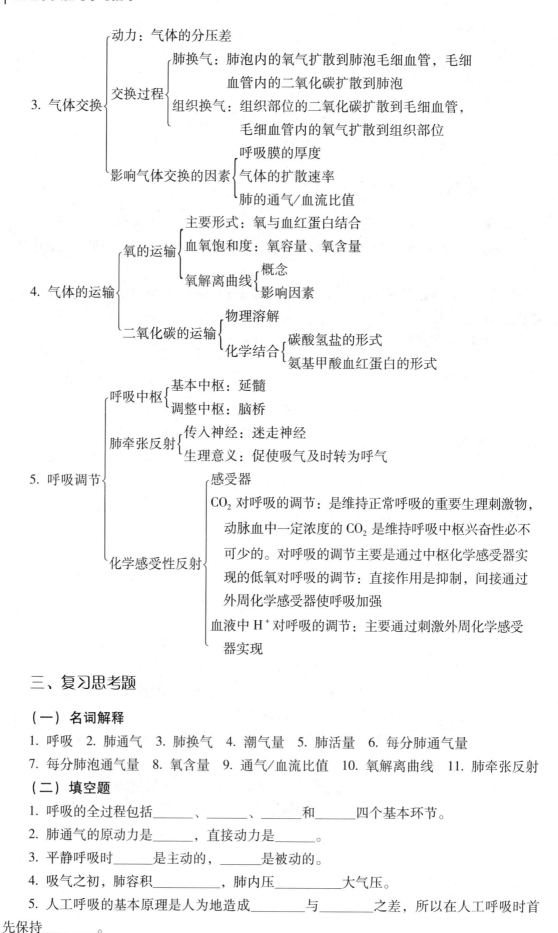

3. 气体交换
- 动力：气体的分压差
- 交换过程
  - 肺换气：肺泡内的氧气扩散到肺泡毛细血管，毛细血管内的二氧化碳扩散到肺泡
  - 组织换气：组织部位的二氧化碳扩散到毛细血管，毛细血管内的氧气扩散到组织部位
- 影响气体交换的因素
  - 呼吸膜的厚度
  - 气体的扩散速率
  - 肺的通气/血流比值

4. 气体的运输
- 氧的运输
  - 主要形式：氧与血红蛋白结合
  - 血氧饱和度：氧容量、氧含量
  - 氧解离曲线
    - 概念
    - 影响因素
- 二氧化碳的运输
  - 物理溶解
  - 化学结合
    - 碳酸氢盐的形式
    - 氨基甲酸血红蛋白的形式

5. 呼吸调节
- 呼吸中枢
  - 基本中枢：延髓
  - 调整中枢：脑桥
- 肺牵张反射
  - 传入神经：迷走神经
  - 生理意义：促使吸气及时转为呼气
- 化学感受性反射
  - 感受器
  - CO_2 对呼吸的调节：是维持正常呼吸的重要生理刺激物，动脉血中一定浓度的 CO_2 是维持呼吸中枢兴奋性必不可少的。对呼吸的调节主要是通过中枢化学感受器实现的低氧对呼吸的调节：直接作用是抑制，间接通过外周化学感受器使呼吸加强
  - 血液中 H^+ 对呼吸的调节：主要通过刺激外周化学感受器实现

三、复习思考题

（一）名词解释

1. 呼吸　2. 肺通气　3. 肺换气　4. 潮气量　5. 肺活量　6. 每分肺通气量
7. 每分肺泡通气量　8. 氧含量　9. 通气/血流比值　10. 氧解离曲线　11. 肺牵张反射

（二）填空题

1. 呼吸的全过程包括_____、_____、_____和_____四个基本环节。

2. 肺通气的原动力是_____，直接动力是_____。

3. 平静呼吸时_____是主动的，_____是被动的。

4. 吸气之初，肺容积_____，肺内压_____大气压。

5. 人工呼吸的基本原理是人为地造成_____与_____之差，所以在人工呼吸时首先保持_____。

6. 产生肺回缩力的来源有＿＿＿＿＿＿＿＿和＿＿＿＿＿＿＿＿＿＿。

7. 决定胸膜腔负压的主要因素是＿＿＿＿＿＿。

8. 吸气时胸内负压＿＿＿＿＿＿。

9. 肺通气的阻力主要有＿＿＿＿＿＿＿＿和＿＿＿＿＿＿＿＿两种。

10. 肺泡表面活性物质的主要成分是＿＿＿＿＿＿＿＿，由＿＿＿＿＿＿＿细胞合成并释放。

11. 肺扩张的难易程度用＿＿＿＿＿＿＿＿表示。

12. 弹性阻力大，不易扩展，顺应性＿＿＿＿＿＿；弹性阻力小，易扩展，则顺应性＿＿＿＿＿＿。

13. 非弹性阻力包括＿＿＿＿＿＿、＿＿＿＿＿＿和＿＿＿＿＿＿。

14. 用力吸气后，再用力呼气，呼出的全部气量称为＿＿＿＿＿＿，它等于＿＿＿＿＿＿、＿＿＿＿＿＿和＿＿＿＿＿三者之和。

15. 时间肺活量也称＿＿＿＿＿＿＿＿，用来反映＿＿＿＿＿＿＿所能呼出的气量。

16. ＿＿＿＿＿＿与＿＿＿＿＿一起合称生理无效腔。

17. 每分通气量等于＿＿＿＿＿＿和＿＿＿＿＿的乘积。

18. 每分肺泡通气量 = ＿＿＿＿＿＿＿＿＿＿。

19. 气体交换的动力是＿＿＿＿＿＿，正常人动脉血中氧分压比组织内＿＿＿＿＿＿，而二氧化碳分压比组织中＿＿＿＿＿＿。

20. 通过肺换气＿＿＿＿＿血变为＿＿＿＿＿血。

21. 在组织换气过程中氧气从＿＿＿＿＿＿向＿＿＿＿＿＿扩散，二氧化碳从＿＿＿＿＿＿向＿＿＿＿＿扩散。

22. 气体在血液中的运输有＿＿＿＿＿＿和＿＿＿＿＿＿两种形式。

23. 氧在血液中的主要运输方式是＿＿＿＿＿＿。

24. 氧离曲线是表示＿＿＿＿＿＿和＿＿＿＿＿＿关系的曲线。

25. PCO_2升高，氧离曲线＿＿＿＿＿＿；温度降低，氧离曲线＿＿＿＿＿＿。

26. 二氧化碳的运输形式有＿＿＿＿＿、＿＿＿＿＿、＿＿＿＿＿ 3 种，其中以＿＿＿＿＿＿为主。

27. 调节呼吸运动的基本中枢在＿＿＿＿＿＿，呼吸运动的调整中枢在＿＿＿＿＿＿，正常的呼吸节律由＿＿＿＿＿和＿＿＿＿＿共同完成。

28. ＿＿＿＿＿＿神经兴奋时，气道平滑肌收缩，阻力增加；＿＿＿＿＿＿神经兴奋时，气道平滑肌舒张，阻力降低。

29. 维持呼吸中枢兴奋的生理刺激是血中一定浓度的＿＿＿＿＿＿，二氧化碳对呼吸运动的影响主要通过＿＿＿＿＿＿途径实现。

30. 低氧对呼吸中枢的直接作用是＿＿＿＿＿＿，使呼吸加强的作用是通过刺激＿＿＿＿＿＿实现的。

（三）判断题

1. 肺在胸廓运动的帮助下具有主动舒张收缩的能力。

2. 呼吸是指机体与外界环境之间的气体交换过程。

3. 肺通气是指肺泡与肺毛细血管之间的气体交换过程。

4. 平静呼吸时，呼气运动是由呼气肌收缩所引起。

5. 只有在吸气肌收缩时，才会发生吸气运动，所以吸气总是主动过程。

6. 关闭声门，用力呼气时，胸膜腔内压可低于大气压；用力吸气时，胸膜腔内压可高于大气压。

7. 在呼吸暂停、声带开放、呼吸道通畅时，肺内压稍大于大气压。

8. 人工呼吸的原理是用人为的方法造成肺内压和大气压之间的压力差来维持肺通气。

9. 平静呼吸时，肺的弹性回缩力是形成肺回缩力的主要因素。

10. 无论平静呼吸还是用力呼吸时，胸膜腔内压均为负压。

11. 肺活量是潮气量、补吸气量和补呼气量之和。

12. 肺泡通气量 =（潮气量 – 功能余气量）×呼吸频率。

13. 肺的顺应性与弹性阻力成反比关系。

14. 顺应性是指外力作用下弹性组织的可扩展性，易扩展者，顺应性小；反之，则顺应性大。

15. 在液体内或液气界面，气体分子的扩散速度与分压差成正比，与溶解度成正比，与分子量的平方根成反比。

16. 呼吸膜由 6 层结构组成，由里到外分别是：含肺表面活性物质的极薄的液体层、很薄的肺泡上皮细胞层、上皮基底膜、肺泡上皮和毛细血管膜之间很小的间质层、毛细血管基膜和毛细血管内皮细胞层。

17. 肺通气/血流比值为 0.84 最合适，大于或小于 0.84 都可引起肺泡与血液间气体交换不足。

18. 氧离曲线的下段代表 PO_2 的变化对 Hb 氧饱和度影响不大。

19. CO_2 的化学结合形式运输中，氨基甲酸血红蛋白形式占 88%，碳酸氢盐形式占 7%。

20. CO_2 在呼吸调节中是经常起作用的最重要的化学刺激，所以动脉中 PCO_2 愈高，对呼吸的刺激作用就愈强。

（四）选择题

［A 型题］

1. 呼吸的过程不包括（ ）

 A. 肺通气   B. 肺换气   C. 组织通气

 D. 组织换气   E. 气体的运输

2. 肺通气的动力来自（ ）

 A. 肺的舒缩运动

 B. 肺的弹性回缩

 C. 呼吸肌的舒缩

 D. 胸内负压的周期性变化

 E. 肺内压和胸膜腔内压之差

3. 正常成人安静时的呼吸频率为（ ）

 A. 60 ~ 90 次/分   B. 30 ~ 50 次/分   C. 20 ~ 25 次/分

 D. 12 ~ 18 次/分   E. 8 ~ 10 次/分

4. 正常情况下呼吸的方式是（ ）

A. 腹式呼吸　　　　　B. 胸式呼吸　　　　　C. 混合式呼吸

D. 主动呼吸　　　　　E. 被动呼吸

5. 平静呼吸时，吸气末肺内压（　　）

A. 等于大气压　　　　B. 高于大气压　　　　C. 低于大气压

D. 等于胸膜腔内压　　E. 等于大气压与胸膜腔内压之和

6. 在下列哪一个时相中，肺内压等于大气压（　　）

A. 吸气初和呼气初　　B. 吸气末和呼气末　　C. 吸气初和呼气末

D. 吸气末和呼气初　　E. 呼气初和呼气末

7. 平静呼吸时，吸气末胸膜腔内压（　　）

A. 等于大气压与胸膜腔内压之和

B. 高于大气压　　　　C. 等于大气压

D. 等于肺内压　　　　E. 低于大气压

8. 呼吸机的原理是造成（　　）

A. 呼吸运动　　　　　B. 肺泡内压　　　　　C. 大气压

D. 肺内压与大气压之差　　E. 胸膜腔内压与大气压的差

9. 形成胸膜腔负压的主要因素（　　）

A. 大气的压力　　　　B. 呼吸肌的收缩力　　C. 胸廓的扩张力

D. 肺的回缩力　　　　E. 肺的扩张力

10. 维持胸内负压的必要条件是（　　）

A. 吸气肌收缩　　　　B. 呼气肌收缩　　　　C. 胸膜腔密闭

D. 胸廓扩张　　　　　E. 呼吸道存在一定的阻力

11. 如果一侧壁层胸膜受损，则该侧胸膜腔内压和肺将出现（　　）

A. 胸内负压升高，肺缩小　　　　　　B. 胸内负压升高，肺扩张

C. 胸内负压减小，肺扩张　　　　　　D. 胸内负压消失，肺萎缩

E. 胸内正压，肺扩张

12. 关于胸膜腔内压的叙述错误的是（　　）

A. 由肺的回缩力构成

B. 胸膜腔内压变化影响静脉回流

C. 呼气时胸膜腔内压绝对值降低

D. 吸气时胸膜腔内压绝对值降低

E. 与胸廓有关

13. 在下列哪种情况下，肺的静态顺应性增加（　　）

A. 气道阻力增加　　　B. 气道阻力减小　　　C. 肺弹性阻力增加

D. 肺弹性阻力减小　　E. 肺泡表面活性物质减少

14. 关于肺泡表面活性物质的叙述，错误的是（　　）

A. 由肺泡Ⅱ型上皮细胞分泌

B. 可降低肺泡表面张力

C. 维持肺泡的扩张状态

D. 增大肺泡回缩力

E. 防止毛细血管内的液体滤入肺泡

15. 当胸廓处于自然位置时，肺扩张的阻力等于（　）

    A. 胸廓的弹性回缩力

    B. 肺的弹性回缩力

    C. 胸廓的弹性回缩力 + 肺的弹性回缩力

    D. 胸廓的弹性回缩力 − 肺的弹性回缩力

    E. 以上都不是

16. 下列关于使呼吸道管径变小的因素的叙述，哪一项是错误的（　）

    A. 跨壁压减小　　　　　B. 呼气时　　　　　C. 副交感神经兴奋

    D. 吸入气中 CO_2 含量增加　　　　　E. 交感神经兴奋

17. 气道阻力轻度增加时（　）

    A. 肺活量和时间肺活量都不变

    B. 肺活量和时间肺活量都必然增加

    C. 肺活量和时间肺活量都必然减少

    D. 肺活量必然减少，时间肺活量可能正常

    E. 肺活量可能正常，时间肺活量必然减少

18. 下列叙述中，哪项是正确的（　）

    A. 最大呼气，所能呼出的气体量称为残气量

    B. 平静呼气末，在肺内残留的气体量称功能残气量

    C. 功能残气量是最大呼气末存留于肺中的气体量

    D. 补呼气量与功能余气量两者之和称为残气量

    E. 残气量大小可影响平静呼气基线位置

19. 肺的有效通气量是指（　）

    A. 肺活量　　　　　B. 每分通气量　　　　　C. 每分肺泡通气量

    D. 潮气量　　　　　E. 最大通气量

20. 可较好地评价肺通气功能的指标是（　）

    A. 潮气量　　　　　B. 肺活量　　　　　C. 残气量

    D. 时间肺活量　　　　　E. 功能残气量

21. 潮气量为 500ml，呼吸频率为 16 次/分，无效腔气量为 150ml，肺泡通气量为（　）

    A. 2.4L/min　　　　　B. 4L/min　　　　　C. 5.6L/min

    D. 6L/min　　　　　E. 8L/min

22. 呼吸频率从 12 次/分增加到 24 次/分，潮气量从 500ml 减少到 250ml，则（　）

    A. 肺通气增加　　　　　B. 肺通气减少　　　　　C. 肺泡通气量不变

    D. 肺泡通气量增加　　　　　E. 肺泡通气量减少

23. 设某人的肺通气为 7500ml/min，呼吸频率为 20 次/分，无效腔容量为 125ml，每分心输出量 5000ml，他的通气/血流比值应是（　）

    A. 0.7　　　　　B. 0.8　　　　　C. 0.9

    D. 1.0　　　　　E. 1.1

24. 每分通气量和每分肺泡通气量之差为（　）

A. 无效腔气量 × 呼吸频率

B. 潮气量 × 呼吸频率

C. 功能残气量 × 呼吸频率

D. 残气量 × 呼吸频率

E. 肺活量 × 呼吸频率

25. 下列哪种呼吸通气效率最低 （　）

    A. 平静呼吸　　　　　　B. 深而慢的呼吸　　　　C. 深而快的呼吸

    D. 浅而快的呼吸　　　　E. 以上都不对

26. 决定肺部气体交换方向的主要因素是 （　）

    A. 气体溶解度　　　　　B. 气体分子量　　　　　C. 气体分压差

    D. 温度差　　　　　　　E. 气体扩散速度

27. CO_2 通过呼吸膜扩散的速度比 O_2 快 20 倍，主要原因是 CO_2 （　）

    A. 为主动转运　　　　　B. 易通过呼吸膜　　　　C. 压力梯度比较大

    D. 分子量比 O_2 大　　　E. 在血中溶解度较大

28. 下列部位中，二氧化碳分压最高的部位是 （　）

    A. 空气　　　　　　　　B. 肺泡　　　　　　　　C. 动脉血

    D. 静脉血　　　　　　　E. 细胞内液

29. CO_2 分压由高到低的顺序通常是 （　）

    A. 组织液　静脉血　肺泡气　呼出气

    B. 组织液　静脉血　呼出气　肺泡气

    C. 呼出气　肺泡气　静脉血　组织细胞

    D. 呼出气　肺泡气　组织液　静脉血

    E. 组织液　呼出气　肺泡气　静脉血

30. O_2 分压由高到低的顺序通常是 （　）

    A. 组织液　动脉血　肺泡气　吸入气

    B. 组织液　动脉血　吸入气　肺泡气

    C. 吸入气　肺泡气　动脉血　组织液

    D. 吸入气　肺泡气　组织液　动脉血

    E. 组织液　吸入气　肺泡气　动脉血

31. 正常成年人安静时，通气/血流比值的正常值是 （　）

    A. 0.48　　　　　　　　B. 0.64　　　　　　　　C. 0.84

    D. 8.4　　　　　　　　　E. 0.58

32. 无效腔气量加倍时，肺通气/血流比值将 （　）

    A. 加倍　　　　　　　　B. 减小　　　　　　　　C. 增大

    D. 减半　　　　　　　　E. 不变

33. 血红蛋白结合的氧量和饱和度决定于 （　）

    A. 血液中的 pH　　　　B. 二磷酸甘油酸的浓度　C. PCO_2

    D. PO_2　　　　　　　　E. 温度

34. 在血液中运行的 CO_2 主要是 （　）

A. 溶解状态的 CO_2

B. H_2CO_3

C. 氨基甲酸血红蛋白

D. 血浆的 HCO_3^-

E. 红细胞内的 HCO_3^-

35. 基本呼吸节律产生于（　　）

A. 脊髓 　　　　　B. 延髓 　　　　　C. 脑桥

D. 间脑 　　　　　E. 大脑皮质

36. 脑桥呼吸调整中枢的主要功能是（　　）

A. 激活延髓长呼中枢 　　B. 限制吸气的时程 　　C. 作为牵张反射的中枢

D. 形成基本的呼吸节律 　　E. 抑制延髓长呼中枢

37. 正常呼吸节律的形成依赖于（　　）

A. 延髓和脑桥的活动 　　　　　　　　B. 中脑和脑桥的活动

C. 下丘脑和延髓的活动 　　　　　　　D. 大脑皮质的活动

E. 脊髓和延髓的活动

38. 肺牵张反射的传入神经是（　　）

A. 迷走神经 　　　　　B. 交感神经 　　　　　C. 窦神经

D. 主动脉神经 　　　　E. 膈神经

39. 切断双侧迷走神经后，呼吸的主要变化（　　）

A. 呼吸频率减慢，幅度增大 　　　　　B. 呼吸频率加快，幅度减小

C. 呼气时相缩短 　　　　　　　　　　D. 血液 CO_2 分压暂时升高

E. 吸气时相缩短

40. 肺牵张反射的生理意义是（　　）

A. 减少肺弹性阻力 　　　　　　　　　B. 增加呼吸肌收缩力

C. 防止肺泡回缩 　　　　　　　　　　D. 使吸气及时向呼气转化

E. 使呼气及时向吸气转化

41. 正常情况下，维持呼吸中枢兴奋性的有效刺激是（　　）

A. 肺牵张感受器的传入冲动

B. 呼吸肌本体感受器的传入冲动

C. 一定浓度的二氧化碳

D. 一定程度的缺氧

E. 严重缺氧

42. 血液中使呼吸运动增强的主要因素是（　　）

A. CO_2 分压轻度升高 　　　　　　　B. O_2 分压降低

C. 非蛋白氮增多 　　　　　　　　　　D. 乳酸增多

E. CO 中毒

43. 调节呼吸的最重要的生理性体液因素是（　　）

A. H^+ 　　　　　B. 缺氧 　　　　　C. CO_2

D. 牵张感受器的传入冲动 　　E. O_2

44. 适当提高吸入气中 CO_2 浓度，呼吸的主要变化（　　）

    A. 呼吸频率加快，幅度减小　　　　　　　B. 呼吸时相缩短

    C. 呼吸频率加快，幅度增大　　　　　　　D. 血液 O_2 分压升高

    E. 呼吸时相延长

45. 进入高原地区，呼吸加强加快是由于（　　）

    A. $PCO_2 \uparrow$ $PO_2 \downarrow$　　　　　　　　　　B. $PCO_2 \uparrow$

    C. $PO_2 \downarrow$　　　　　　　　　　　　　　D. 中枢化学感受器敏感性升高

    E. 以上都不是

46. 血液中 CO_2 浓度对呼吸的调节主要是通过（　　）

    A. 刺激延髓腹外侧浅表部位　　　　　　　B. 直接刺激呼吸中枢

    C. 刺激脑桥调整中枢　　　　　　　　　　D. 刺激脊髓运动神经元

    E. 刺激外周化学感受器

47. 血液中 H^+ 浓度增高对呼吸的兴奋作用主要通过的途径（　　）

    A. 中枢化学感受器　　　　B. 牵张反射　　　　C. 脑桥调整中枢

    D. 外周化学感受器　　　　E. 延髓腹外侧浅表部位

48. 低氧对呼吸的刺激作用是通过（　　）

    A. 直接兴奋延髓吸气神经元

    B. 直接刺激呼吸中枢

    C. 刺激外周化学感受器

    D. 刺激中枢化学感受器

    E. 刺激脊髓运动神经元

49. H^+ 对呼吸的刺激主要是通过（　　）

    A. 直接刺激中枢的呼吸神经元

    B. 刺激中枢的化学感受器

    C. 刺激颈动脉窦和主动脉弓感受器

    D. 刺激颈动脉体和主动脉体感受器

    E. 抑制颈动脉体和主动脉体感受器

[B 型题]

(50~55 题共用备选答案)

    A. 动脉血　　　　　　　B. 静脉血　　　　　　　C. 肺泡气

    D. 组织液　　　　　　　E. 动脉血和肺泡气

50. 血液流经肺泡，经过气体交换后变为（　　）

51. 毛细血管血液通过组织气体交换后变为（　　）

52. 体内氧分压最高处是（　　）

53. 体内氧分压最低处是（　　）

54. 体内二氧化碳分压最高的部位是（　　）

55. 体内二氧化碳分压最低的部位是（　　）

(56~60 题共用备选答案)

    A. 肺通气　　　　　　　B. 肺换气　　　　　　　C. 组织换气

D. 呼吸   E. 外呼吸

56. 血液与组织之间的气体交换称为 （ ）

57. 外界环境与肺泡之间的气体交换称为 （ ）

58. 肺泡与血液之间的气体交换称为 （ ）

59. 机体与外界环境之间的气体交换称为 （ ）

60. 肺通气与肺换气合称为

[X 型题]

61. 有关肺通气阻力的叙述，下列哪项是正确的 （ ）

    A. 肺通气阻力可分为弹性阻力和非弹性阻力

    B. 弹性阻力包括肺和胸廓的弹性阻力

    C. 非弹性阻力有气道阻力、惯性阻力和黏滞阻力

    D. 平静呼吸时非弹性阻力是主要因素，约占阻力的70%

    E. 弹性组织在外力作用下变形时，具有对抗变形和回位的倾向，称为弹性阻力

62. 正常情况下属于肺通气阻力的是 （ ）

    A. 气道阻力   B. 惯性阻力   C. 肺泡表面张力

    D. 肺弹性组织弹性回缩力   E. 黏滞阻力

63. 有关肺顺应性的叙述，正确的是 （ ）

    A. 表示在外力作用下肺的可扩展性

    B. 容易扩张的肺，顺应性大

    C. 可用单位压力所引起的容积变化来衡量

    D. 与肺弹性阻力成正变关系

    E. 可受呼吸时相的影响

64. 下列关于表面活性物质叙述，哪项是正确的 （ ）

    A. 主要成分是二棕榈酰卵磷脂

    B. 由肺泡Ⅱ型细胞合成

    C. 有降低表面张力的作用

    D. 具有维持肺泡适当扩张状态的作用

    E. 降低肺的顺应性

65. 表面活性物质减少将导致 （ ）

    A. 肺难于扩张   B. 肺弹性阻力增大

    C. 肺顺应性增大   D. 肺泡内液体表面张力降低

    E. 小肺泡内压小于大肺泡内压

66. 下列关于肺总量的叙述，哪一项是正确的 （ ）

    A. 在不同个体、性别、年龄中有差异

    B. 与体型大小、运动锻炼情况有关

    C. 是指肺所能容纳的最大气量

    D. 因体位变化而异

    E. 是肺活量和功能残气量之和

67. 潮气量增加（其他因素不变）时，下列项目中将增加的是 （ ）

A. 每分肺通气量　　　B. 功能余气量　　　C. 补吸气量

D. 每分肺泡通气量　　E. 肺泡 CO_2 分压

68. 关于每分通气量的叙述，下列哪项是正确的（　　）

A. 指每分钟进或出肺的气体总量

B. 等于潮气量与呼吸频率的乘积

C. 随活动量的不同而不同

D. 与身材大小有关

E. 随性别、年龄不同而有差异

69. 关于无效腔气量和肺泡通气量，下列叙述中哪项是正确的（　　）

A. 生理无效腔等于肺泡无效腔与解剖无效腔之和

B. 健康人平卧时的生理无效腔约等于解剖无效腔

C. 肺泡无效腔是由于血流在肺内分布不均所造成的

D. 肺泡通气量 =（潮气量 – 无效腔气量）×呼吸频率

E. 计算真正有效的气体交换，应以肺泡通气量为准

70. 气体扩散速率与（　　）

A. 扩散面积成反比　　　B. 气体溶解度成正比　　C. 气体分子量的平方根成反比

D. 分压差成反比　　　　E. 扩散距离成正比

71. 下列哪种情况下动脉血 O_2 分压降低（　　）

A. 贫血　　　　　　　B. CO 中毒　　　　　C. 剧烈活动

D. 氰化物中毒　　　　E. 过度通气后

72. 关于影响肺换气的因素，正确的是（　　）

A. 气体扩散速率与呼吸膜厚度成反比

B. 扩散速率与呼吸膜面积成正变

C. 通气/血流比值增大有利于换气

D. 通气/血流比值减小不利于换气

E. 呼吸膜厚度增加一倍，气体扩散速率即降低约一半

73. 下列哪项是呼吸膜的组成成分（　　）

A. 肺泡壁弹性纤维

B. 含肺泡表面活性物质的液体分子层

C. 肺泡上皮

D. 毛细血管基膜

E. 毛细血管内皮

74. 下列关于通气/血流比值的描述，哪项是正确的（　　）

A. 安静时正常值为 0.84

B. 通气/血流比值减小，意味着生理无效腔增大

C. 肺下部部分血液得不到充分气体交换，比值减小

D. 肺动脉栓塞时，比值增大

E. 通气/血流比值减小，意味肺泡通气量减小

75. 关于 Hb 与 O_2 结合的叙述中，哪项是正确的（　　）

A. 1 分子 Hb 可以结合 4 分子 O_2

B. 100ml 血液中，Hb 所能结合的最大 O_2 量称为 Hb 氧容量

C. HbO_2 呈鲜红色，氧离 Hb 呈紫蓝色

D. Hb 与 O_2 的结合或解离曲线呈 S 形

E. Hb4 个亚基单位间有协同效应

76. 有关发绀的叙述，正确的是（ ）

A. 1L 血液中脱氧血红蛋白量达 50g 以上时，可出现发绀

B. CO 中毒时不出现发绀

C. 严重贫血可出现发绀

D. 高原性红细胞增多症可出现发绀

E. 一般情况下，出现发绀意味着机体缺氧

77. 氧离曲线右移是由于（ ）

A. CO_2 分压升高　　　B. pH 降低　　　　　C. pH 增大

D. 温度降低　　　　　E. 2,3 – DPG 降低

78. 氧离曲线左移是由于（ ）

A. CO_2 分压降低　　　B. pH 降低　　　　　C. pH 增大

D. 温度降低　　　　　E. 2,3 – DPG 增多

79. 关于气体在血液中运输的叙述，下列哪项是正确的（ ）

A. O_2 和 CO_2 都以物理溶解和化学结合两种形式存在于血液

B. O_2 的结合形式是氧合血红蛋白

C. O_2 与 Hb 的结合反应快，可逆，需要酶的催化

D. CO_2 主要是以 HCO_3^- 形式来运输的

E. CO_2 和 Hb 的氨基结合无须酶的催化

80. 关于 H^+ 对呼吸的调节，下列叙述中哪项是正确的（ ）

A. 动脉血 H^+ 浓度增加，呼吸加深加快

B. 动脉血 H^+ 通过刺激中枢化学感受器再兴奋呼吸中枢

C. 动脉血 H^+ 刺激外周化学感受器，反射性地加强呼吸

D. 脑脊液中的 H^+ 才是中枢化学感受器的最有效刺激

E. 动脉血 H^+ 浓度降低导致呼吸抑制

（五）问答题

1. 简述呼吸的概念、环节及生理意义。

2. 胸膜腔负压有何生理意义？

3. 简述肺泡表面活性物质的生理意义。

4. 为什么在一定范围内深而慢的呼吸比浅而快的呼吸更有效？

5. 简述血液中二氧化碳、低氧、H^+ 浓度对呼吸的影响及作用机制。

四、参考答案

（一）名词解释

1. 指机体与环境之间的气体交换过程。

2. 指肺与外界环境之间的气体交换过程。

3. 指肺泡与肺毛细血管之间进行的气体交换过程。

4. 指平静呼吸时，每次吸入或呼出的气体量。

5. 指最大吸气后，再做最大呼气，所呼出的全部气量。

6. 指每分钟吸入或呼出肺的气体量。每分肺通气量 = 潮气量 × 呼吸频率。

7. 指每分钟进入肺泡的新鲜空气量。肺泡通气量 = （潮气量 – 解剖无效腔） × 呼吸频率。

8. 100ml 血液中血红蛋白实际结合的 O_2 量。

9. 指每分钟肺泡通气量与每分钟肺血流量的比值。

10. 指表示氧分压与血氧饱和度关系曲线，简称氧离曲线。

11. 由肺扩张或缩小引起的反射性呼吸反射称为肺牵张反射或黑 – 伯反射，包括肺扩张和肺萎陷反射。

（二）填空题

1. 肺通气　肺换气　气体在血液中的运输　组织换气

2. 呼吸肌的舒缩运动　肺内压与大气压之差

3. 吸气　呼气

4. 增大　低于

5. 肺内压　大气压　呼吸道通畅

6. 肺泡表面张力　肺的弹性回缩力

7. 肺的回缩力

8. 增大

9. 弹性阻力　非弹性阻力

10. 二棕榈酰卵磷脂　肺泡 Ⅱ 型

11. 顺应性

12. 小　大

13. 惯性阻力　黏滞阻力　气道阻力

14. 肺活量　潮气量　补吸气量　补呼气量

15. 用力呼气量　一定时间内

16. 解剖无效腔　肺泡无效腔

17. 潮气量　呼吸频率

18. （潮气量 – 解剖无效腔） × 呼吸频率

19. 气体的分压差　高　低

20. 静脉　动脉

21. 血液　组织　组织　血液

22. 物理溶解　化学结合

23. 氧合血红蛋白

24. PO_2　Hb 氧饱和度

25. 右移　左移

26. 物理溶解　碳酸氢盐　氨基甲酰血红蛋白　碳酸氢盐

27. 延髓　脑桥　延髓　脑桥

28. 迷走　交感

29. CO_2　中枢化学感受器

30. 抑制　外周化学感受器

（三）判断题

1. ×　2. √　3. ×　4. ×　5. √　6. ×　7. ×　8. √　9. ×　10. √　11. √

12. ×　13. √　14. ×　15. √　16. √　17. √　18. ×　19. ×　20. ×

（四）选择题

1. C　2. C　3. D　4. C　5. A　6. B　7. E　8. D　9. D　10. C　11. D　12. D

13. D　14. D　15. B　16. E　17. E　18. B　19. C　20. D　21. C　22. E　23. D

24. A　25. D　26. C　27. E　28. E　29. A　30. C　31. C　32. B　33. D　34. D

35. B　36. B　37. A　38. A　39. A　40. D　41. C　42. A　43. C　44. C　45. C

46. A　47. D　48. C　49. D　50. A　51. B　52. C　53. C　54. D　55. C　56. C

57. A　58. B　59. D　60. E　61. ABCE　62. ABCDE　63. ABCE　64. ABCD

65. AB　66. ABCD　67. AD　68. ABCDE　69. ABCDE　70. BC　71. ABC

72. ABDE　73. BCDE　74. ACDE　75. ABCDE　76. ABDE　77. AB　78. ACD

79. ABDE　80. ACDE

（五）问答题

1. 机体与环境之间的气体交换过程称为呼吸。呼吸包括如下过程。①外呼吸：指外界环境与血液在肺部进行的气体交换。包括肺通气和肺换气。②气体在血液中的运输。③内呼吸或组织换气，是指血液与组织细胞之间的气体交换。呼吸是维持新陈代谢和功能活动所必需的基本生理活动之一。

2. 胸膜腔负压的生理意义：①胸膜腔负压的牵拉作用可使肺总是处于扩张状态而不至于萎陷，并使肺能随胸廓的扩大而扩张。②胸膜腔负压还加大了胸膜腔内一些壁薄低压的管道（如腔静脉、胸导管等）内外压力差，从而有利于静脉血和淋巴液的回流。

3. 肺泡表面活性物质的生理意义：①减少吸气阻力；②防止肺泡内液体积聚；③稳定大小肺泡容积。

4. 从肺换气的角度来看，只有进入肺泡内的气体方有可能进行气体交换，在无效腔中的气体是不能进行气体交换的。即每分肺泡通气量越大越有利于肺换气，而每分肺泡通气量＝（潮气量－无效腔气量）×呼吸频率，根据此公式计算，浅而快与深而慢这两种呼吸形式，在每分肺通气量（每分肺通气量＝潮气量×呼吸频率）相等的前提下，由于无效腔的存在，浅而快呼吸的每分肺泡通气量要比深而慢呼吸的每分肺泡通气量小，因此，深而慢的呼吸对肺换气更有效。

5. 血液中二氧化碳、低氧、H^+浓度对呼吸的影响及作用机制：二氧化碳是调节呼吸的最重要的生理性体液因子。动脉血中一定水平的二氧化碳对维持呼吸中枢的兴奋是必要的。如果过度通气，二氧化碳排出过多，呼吸减弱；当吸入气中二氧化碳浓度在一定范围内（＜7%）增加时，肺通气量可随之增加；吸入气中二氧化碳浓度过高（＞7%）时，肺通气量反而减少，出现二氧化碳麻醉效应。二氧化碳调节呼吸的机制：①刺激外周化学感受器，反射性地引起呼吸加强；②二氧化碳可通过血－脑屏障进入脑脊液，与脑脊液内的

H_2O 结合生成 H_2CO_3，再解离为 H^+ 和 HCO_3^-，H^+ 刺激中枢化学感受器使呼吸加强，并以此途径为主。

低氧对呼吸的间接作用是兴奋，通过刺激外周化学感受器实现。对呼吸中枢的直接作用是抑制，且此抑制作用随着低氧程度的加重而加强。轻、中度低氧时，间接的兴奋作用大于直接的抑制作用，呼吸中枢兴奋，但在机体严重缺氧时，由于外周化学感受器的兴奋作用不足以抵消缺氧对呼吸中枢的直接抑制作用，则将发生呼吸减弱，甚至呼吸停止。

动脉血中 H^+ 浓度增加，可致呼吸加深加快，肺通气量增加；H^+ 浓度降低呼吸则受到抑制。机制：血液中 H^+ 对呼吸的影响主要是通过外周化学感受器实现的。

（李淑贞　杨艳梅）

第六章　消化与吸收

一、课程标准

1. **学会**　消化和吸收的概念；胃液的成分及作用；胃的运动形式及其意义；小肠的运动形式及其意义；胰液的成分及其作用；神经系统对小肠运动的调节作用。

2. **说出**　胆汁的成分及作用；小肠在吸收中的重要地位；排便反射的过程；几种主要胃肠激素的名称及其作用。

3. **理解**　唾液的性质、成分及作用、咀嚼与吞咽的过程；消化道平滑肌的一般生理特性；小肠液的性质、成分及作用；大肠液的成分及作用、大肠的运动形式；小肠内主要营养物质的吸收过程。

二、知识要点

1. 消化系统概述
- 消化的概念：食物在消化管内被加工分解的过程
- 消化的方式：机械性消化、化学性消化
- 吸收：消化后的小分子物质，通过肠黏膜上皮细胞进入血液和淋巴液的过程

2. 消化道的运动
- 口腔的运动：咀嚼及吞咽
- 胃的运动
  - 形式
    - 容受性舒张
    - 紧张性收缩
    - 蠕动
  - 胃排空：胃内食糜排入十二指肠的过程
- 小肠的运动
  - 紧张性收缩：是其他运动形式的基础
  - 分节运动：使食糜与消化液充分混合，有利于消化
  - 蠕动
- 大肠的运动
  - 运动形式
  - 排便：初级中枢－脊髓腰骶段
  - 大肠内细菌的作用：合成维生素 B 族和维生素 K

3. 消化液及作用

- 胃液
  - 唾液：水解淀粉
  - 盐酸
    - 激活胃蛋白酶原
    - 使蛋白质变性易于分解
    - 杀菌
    - 引起胰液、胆汁、小肠液的分泌利于小肠对铁和钙的吸收
  - 胃蛋白酶原：激活后将食物中的蛋白质初步分解
  - 黏液：与 HCO_3^- 一起形成黏液 – 碳酸氢盐屏障
  - 内因子：促进 $VitB_{12}$ 的吸收
- 胰液
  - 碳酸氢盐
    - 中和进入十二指肠内的胃酸
    - 为消化酶提供适宜的 pH 环境
  - 各种消化酶：分解相应的营养物质
- 胆汁
  - 成分：胆盐、胆色素、胆固醇、卵磷脂
  - 作用：利于脂肪的消化和吸收
- 小肠液：激活胰蛋白酶原
- 大肠液：保护肠黏膜

4. 吸收

- 部位：以小肠为主 – 原因是巨大的面积；食物在小肠内已被消化成易吸收的小分子物质；绒毛内有丰富的毛细血管和淋巴管；食物停留的时间长
- 主要营养物质的吸收
  - 糖
  - 蛋白质
  - 脂肪

5. 消化活动的调节

- 神经调节
  - 交感神经：兴奋引起消化管运动减弱，消化液分泌减少，唾液分泌增加
  - 副交感神经：兴奋可引起消化管运动增强，消化液的分泌增多壁内神经丛
- 体液调节
  - 其他体液因素
  - 胃肠激素
    - 促胃液素
    - 胆囊收缩素
    - 促胰液素

三、复习思考题

（一）名词解释

1. 消化　2. 吸收　3. 黏液 – 碳酸氢盐屏障　4. 胃黏膜屏障　5. 容受性舒张
6. 胃排空　7. 分节运动　8. 胃肠激素

（二）填空题

1. 食物消化的方式分为_____和_____。

2. 通过消化液中各种_____的作用，可将食物中大分子物质分解为小分子。

3. 消化液的主要功能是：_____、_____、_____、_____。

4. 消化道平滑肌细胞动作电位的主要离子基础是_____。

5. 消化道平滑肌经常保持微弱持续的收缩状态称为_____。

6. 吞咽是一种复杂的_____动作，它使食团从口腔进入_____。

7. 口腔内最重要的机械性消化为_____。

8. 用抗胆碱药物阿托品能_____唾液分泌。

9. 胃液的主要成分有_____、_____、_____和_____。

10. 胃酸可促进小肠对_____和_____的吸收。

11. 胃的运动形式_____、_____、_____，其中_____是胃特有的运动形式。

12. 胃排空的动力是_____和_____之间的压力差；抑制因素是_____。

13. 三种营养物质中，_____的排空速度最慢，_____排空速度最快。

14. 胆汁中无_____，但对_____的消化、吸收有作用，这主要靠_____的参与。

15. 小肠的运动形式有_____、_____和_____，其中_____是小肠的特有运动形式。

16. 小肠中的消化液有_____、_____、_____。

17. 小肠内多种消化酶作用的最适 pH 值一般为_____。

18. 胰液的主要成分有_____、_____和_____。

19. 含消化酶种类最多的消化液是_____。

20. 迷走神经兴奋和促胰酶素引起胰液分泌特点是_____含量少，_____含量多。

21. 迷走神经末梢释放乙酰胆碱作用于胰腺的_____细胞，引起胰酶分泌_____。

22. 胰液分泌受神经和体液的双重调节，但受_____调节为主。

23. 胆盐在消化时使大分子脂肪乳化为_____；吸收时与脂肪消化产物结合为_____。

24. 胆汁中促进脂肪消化的乳化剂为_____、_____、_____。

25. 胆汁分泌是不断进行的，但在非消化期进入_____储存。

26. 肠道中糖和脂肪的细菌分解称为_____，蛋白质的细菌分解称为_____。

27. 小肠对营养物质的吸收，可通过_____和_____两条途径。

28. 淀粉的消化从_____开始，蛋白质的消化从_____开始，脂肪的消化从_____开始。

29. 糖类和氨基酸的吸收是经过_____途径，而大分子脂肪酸的吸收是经过_____途径。

30. 糖类吸收的主要形式是_____，蛋白质吸收的主要形式是_____，脂肪吸收的主要形式是_____。

（三）判断题

1. 人体内最大、最复杂的内分泌器官是消化道。

2. 基本电节律是在静息电位基础上出现的自动去极化波。

3. 唾液中的主要消化酶是蛋白水解酶。

4. 胃蛋白酶原的激活物是内因子。

5. 胃液中含有胃淀粉酶。

6. 内因子可促进铁和钙吸收。

7. 胃内容物可促进胃排空。

8. 消化道共有的运动形式是蠕动。

9. 使胰蛋白酶原活化的最主要物质是盐酸。

10. 胆盐可促进脂溶性维生素的吸收。

11. 大肠具有袋状往返运动和蠕动。

12. 水分及营养物质吸收的主要部位是在十二指肠。

13. 胆盐和维生素 B_{12} 的吸收部位是在空肠。

14. 食物在小肠内已被分解成适合于吸收的小分子。

15. 糖类只能以葡萄糖的形式吸收。

16. 葡萄糖以通道运输的方式出入细胞。

17. 脂肪酸、甘油一酯、胆固醇在吸收前必须与胆盐形成脂肪微滴。

18. 少量食物蛋白可以完整地进入血液。

19. 铁是以 Fe^{3+} 的形式被吸收的。

20. 排便反射的初级中枢位于延髓。

（四）选择题

［A 型题］

1. 下列关于消化道平滑肌生理特性的叙述，错误的是（ ）

    A. 消化道平滑肌电兴奋性较骨骼肌为高

    B. 消化道平滑肌对化学、机械刺激较骨骼肌敏感

    C. 有自动节律性和紧张性

    D. 富于伸展性

    E. 对电刺激不敏感

2. 唾液中除唾液淀粉酶以外，还有（ ）

    A. 凝乳酶   B. 蛋白水解酶   C. 溶菌酶

    D. 寡糖酶   E. 肽酶

3. 关于唾液的生理作用，下列哪项是错误的（ ）

    A. 湿润与溶解食物   B. 清洁并保护口腔

    C. 使蛋白质初步分解   D. 使淀粉分解为麦芽糖

    E. 唾液淀粉酶进入胃后，仍可作用一段时间

4. 能水解淀粉的消化液是（ ）

    A. 唾液和胰液   B. 唾液和胃液   C. 胃液和胰液

    D. 胆汁和小肠液   E. 胰液和胆汁

5. 胃腺的壁细胞可分泌（ ）

    A. 盐酸   B. 水   C. 胃蛋白酶原

    D. 黏液   E. 胃蛋白酶

6. 胃蛋白酶作用的最适 pH 是 （　　）

　　A. 1.5　　　　　　　　B. 3.0　　　　　　　　C. 4.0

　　D. 4.5　　　　　　　　E. 7.0

7. 胃液中能促进小肠对铁和钙吸收的是 （　　）

　　A. 盐酸　　　　　　　　B. 胃蛋白酶　　　　　　C. 内因子

　　D. 黏液　　　　　　　　E. 水

8. 在胃内蛋白质的消化过程中所产生的主要产物是 （　　）

　　A. 少量多肽　　　　　　B. 胶原　　　　　　　　C. 胨和䏡

　　D. 非蛋白质食物　　　　E. 氨基酸

9. 胃蛋白酶原的激活物是 （　　）

　　A. 内因子　　　　　　　B. HCl　　　　　　　　C. Na^+

　　D. K^+　　　　　　　　E. 蛋白质

10. 胃液成分中与红细胞生成有关的物质是 （　　）

　　A. HCl　　　　　　　　B. 内因子　　　　　　　C. 无机盐

　　D. 黏液　　　　　　　　E. 胃蛋白酶

11. 胃液中不含有的成分是 （　　）

　　A. 盐酸　　　　　　　　B. 胃蛋白酶　　　　　　C. 黏液

　　D. 胃淀粉酶　　　　　　E. 内因子

12. 胃蛋白酶的作用是 （　　）

　　A. 中和胃酸　　　　　　B. 水解蛋白质　　　　　C. 促进胃黏膜增生

　　D. 促进胃酸合成与分泌　　E. 促进机械消化过程

13. 纯净的胃液 pH 为 （　　）

　　A. 7.4～8.0　　　　　　B. 6.5～7.1　　　　　　C. 4.2～5.0

　　D. 2.5～3.5　　　　　　E. 0.9～1.5

14. 胃大部分切除的患者可出现巨细胞贫血，其主要原因是下列哪项减少 （　　）

　　A. 内因子　　　　　　　B. 黏液　　　　　　　　C. 盐酸

　　D. 胃泌素　　　　　　　E. 胃蛋白酶原

15. 胃特有的运动形式是 （　　）

　　A. 紧张性收缩　　　　　B. 容受性舒张　　　　　C. 分节运动

　　D. 蠕动　　　　　　　　E. 多袋推进运动

16. 关于紧张性收缩的叙述，哪一项是错误的 （　　）

　　A. 是胃肠共有的运动形式

　　B. 有助于消化管保持正常的形态和位置

　　C. 有助于消化液渗入食物中

　　D. 当紧张性收缩减弱时，食物吸收加快

　　E. 是消化道其他运动形式有效进行的基础

17. 混合食物由胃完全排空，通常需要 （　　） 小时

　　A. 1～2　　　　　　　　B. 2～3　　　　　　　　C. 4～6

　　D. 6～8　　　　　　　　E. 12～24

18. 下列因素中，哪一项可促进胃的排空（　　）

　　A. 胃内容物　　　　　　　B. 促胰液素　　　　　　C. 胆囊收缩素

　　D. 肠－胃反射　　　　　　E. 抑胃肽

19. 三种主要食物在胃中排空的速度由快至慢的顺序排列是（　　）

　　A. 糖、蛋白质、脂肪　　　B. 蛋白质、脂肪、糖　　C. 脂肪、糖、蛋白质

　　D. 糖、脂肪、蛋白质　　　E. 蛋白质、糖、脂肪

20. 胃排空的动力是（　　）

　　A. 胃的运动　　　　　　　B. 胃内容物的体积　　　C. 十二指肠内食糜的刺激

　　D. 幽门括约肌的收缩　　　E. 幽门括约肌

21. 最重要的消化吸收部位是（　　）

　　A. 口腔　　　　　　　　　B. 胃　　　　　　　　　C. 小肠

　　D. 大肠　　　　　　　　　E. 食管

22. 胰液的作用是（　　）

　　A. 分解蛋白质　　　　　　B. 分解脂肪　　　　　　C. 分解淀粉

　　D. 中和胃酸　　　　　　　E. 以上都是

23. 胰液中的消化酶不包括（　　）

　　A. 胰淀粉酶　　　　　　　B. 胰脂肪酶　　　　　　C. 胰蛋白酶原

　　D. 糜蛋白酶原　　　　　　E. 肠激酶

24. 对脂肪、蛋白质消化作用最强的是（　　）

　　A. 小肠液　　　　　　　　B. 胰液　　　　　　　　C. 胆汁

　　D. 胃液　　　　　　　　　E. 唾液

25. 含消化酶种类最多的消化液是（　　）

　　A. 胃液　　　　　　　　　B. 胆汁　　　　　　　　C. 胰液

　　D. 小肠液　　　　　　　　E. 唾液

26. 参与脂肪分解的消化液（　　）

　　A. 唾液、胰液　　　　　　B. 唾液、胃液　　　　　C. 胰液、胆汁

　　D. 唾液、胆汁　　　　　　E. 胰液、胃液

27. HCO_3^- 的作用是（　　）

　　A. 中和胃酸　　　　　　　B. 水解蛋白质　　　　　C. 促进胃黏膜增生

　　D. 促进胃酸合成与分泌　　E. 促进机械消化过程

28. 在所有消化液中最重要的是（　　）

　　A. 胃液　　　　　　　　　B. 胰液　　　　　　　　C. 小肠液

　　D. 胆汁　　　　　　　　　E. 唾液

29. 使胰蛋白酶原活化的最主要的物质是（　　）

　　A. 盐酸　　　　　　　　　B. 肠激酶　　　　　　　C. 胰蛋白酶本身

　　D. 糜蛋白酶　　　　　　　E. 羧基肽酶

30. 胆盐的主要作用是（　　）

　　A. 中和胃酸　　　　　　　　B. 激活胰蛋白酶原　　　C. 杀菌

　　D. 促进脂肪的消化和吸收　　E. 促进蛋白质消化和吸收

31. 胆汁中具有消化作用的成分是（   ）

    A. 胆色素   B. 胆盐   C. 胆固醇

    D. 卵磷脂   E. 磷酸盐

32. 下列哪项不是胆汁的作用（   ）

    A. 作为乳化剂，降低脂肪表面张力

    B. 分解脂肪为脂肪酸和甘油一酯

    C. 作为脂肪分解产物的运载工具

    D. 可中和一部分胃酸

    E. 可促进脂溶性维生素的吸收

33. 胆盐可协助下列哪一种酶消化食物（   ）

    A. 胰蛋白酶   B. 糜蛋白酶   C. 胰脂肪酶

    D. 胰淀粉酶   E. 肠激酶

34. 有关大肠的功能错误的是（   ）

    A. 储存食物残渣并形成粪便

    B. 大肠中的消化酶分解食物残渣

    C. 大肠液保护肠黏膜并润滑粪便

    D. 肠内细菌可利用简单物质合成维生素 B 族和维生素 K

    E. 有集团蠕动

35. 大肠中常见的特殊运动形式是（   ）

    A. 分节运动和蠕动

    B. 蠕动和袋状往返运动

    C. 袋状往返运动和分节运动

    D. 袋状往返运动和集团蠕动

    E. 集团蠕动和容受性舒张

36. 消化管共同具有的运动形式是（   ）

    A. 咀嚼   B. 蠕动   C. 容受性舒张

    D. 集团蠕动   E. 分节运动

37. 糖的吸收形式主要是（   ）

    A. 淀粉   B. 多糖   C. 寡糖

    D. 麦芽糖   E. 单糖

38. 水分及营养物质吸收的主要部位是在（   ）

    A. 食管及胃   B. 十二指肠   C. 空肠

    D. 大肠   E. 回肠

39. 胆盐和维生素 B_{12} 的吸收部位是（   ）

    A. 胃   B. 十二指肠   C. 空肠

    D. 回肠   E. 大肠

40. 关于糖类的吸收，下列叙述错误的是（   ）

    A. 只能以葡萄糖的形式吸收

    B. 吸收部位在小肠上部

C. 是耗能的主动转运

D. 需要载体蛋白参与

E. 与 Na^+ 的吸收相耦联

41. 葡萄糖、氨基酸在小肠的吸收过程是（　）

A. 渗透和滤过 　　　　　B. 单纯扩散 　　　　　C. 易化扩散

D. 入胞作用 　　　　　E. 主动转运

42. 长期大量使用肠道抗菌药可导致缺乏的维生素是（　）

A. 维生素 B 族和维生素 A 　B. 维生素 B 族和维生素 C 　C. 维生素 B 族和维生素 D

D. 维生素 B 族和维生素 K 　E. 维生素 A 和维生素 K

43. 排便反射的初级中枢在（　）

A. 脊髓 　　　　　B. 延髓 　　　　　C. 中脑

D. 脑桥 　　　　　E. 大脑皮质

44. 交感神经兴奋可使（　）

A. 胃肠运动受抑制 　　　　　B. 胆囊收缩增强 　　　　　C. 内括约肌舒张

D. 胃液分泌增加 　　　　　E. 唾液分泌减少

45. 交感神经兴奋对胃肠的作用是（　）

A. 胃肠运动增强，消化腺的分泌增加

B. 胃肠运动增强，消化腺的分泌减少

C. 胃的排空速度减慢，腺体分泌增加

D. 胃的排空速度减慢，唾液腺分泌减少

E. 胃肠运动减弱

46. 交感和副交感神经起协同作用的器官是（　）

A. 心 　　　　　B. 支气管 　　　　　C. 唾液腺

D. 膀胱 　　　　　E. 胃肠

47. 迷走神经兴奋时引起（　）

A. 胃肠平滑肌活动增强，消化腺分泌减少

B. 胃肠平滑肌活动减弱，消化腺分泌增加

C. 胃肠平滑肌活动增强，消化腺分泌增加

D. 胃肠平滑肌活动减弱，消化腺分泌减少

E. 胃肠平滑肌活动变化不明显，消化腺分泌增加

48. 人体内最大、最复杂的内分泌器官是（　）

A. 甲状腺 　　　　　B. 脑垂体 　　　　　C. 下丘脑

D. 消化道 　　　　　E. 心脏

49. 下列哪项不是胃肠道激素（　）

A. 胃泌素 　　　　　B. 促胰液素 　　　　　C. 抑胃肽

D. 胆色素 　　　　　E. 缩胆囊素

50. 消化腺细胞分泌消化液的形式是（　）

A. 单纯扩散 　　　　　B. 主动转运 　　　　　C. 易化扩散

D. 出胞作用 　　　　　E. 入胞作用

51. 消化腺所分泌的大量消化液不具备下列哪一项功能 （　）

  A. 稀释食物   B. 保护消化道黏膜

  C. 水解复杂的食物成分   D. 排除体内过多的水和盐

  E. 分解食物中的各种成分

[B 型题]

（52～54 题共用备选答案）

  A. 肠激酶   B. 盐酸   C. 胰蛋白酶

  D. 胃蛋白酶   E. 糜蛋白酶

52. 激活胃蛋白酶原的主要物质是 （　）

53. 胰蛋白酶原的主要激活物是 （　）

54. 糜蛋白酶原的主要激活物是 （　）

（55～60 题共用备选答案）

  A. 唾液   B. 胃液   C. 胰液

  D. 胆汁   E. 小肠液

55. 酸性的消化液是 （　）

56. 不含消化酶的消化液是 （　）

57. 消化力最强的消化液是 （　）

58. 能杀菌的消化液是 （　）

59. 含消化酶种类最多的消化液是 （　）

60. 分泌量最大的消化液是 （　）

[X 型题]

61. 消化道平滑肌的一般特性有 （　）

  A. 兴奋性较高   B. 能产生自动节律性收缩

  C. 经常保持一定的紧张性收缩   D. 富有伸展性

  E. 对化学、温度和机械刺激不敏感

62. 消化道的功能有 （　）

  A. 消化作用   B. 分泌作用   C. 吸收作用

  D. 排泄作用   E. 防御作用

63. 唾液的成分除了大量的水和无机盐外还有 （　）

  A. 唾液淀粉酶   B. 黏蛋白   C. 溶菌酶

  D. 唾液脂肪酶   E. 唾液蛋白酶

64. 胃液的成分有 （　）

  A. 盐酸   B. 胃蛋白酶原   C. 黏液

  D. 胃淀粉酶   E. 内因子

65. 胃腺壁细胞分泌的物质有 （　）

  A. 内因子   B. 黏液   C. 盐酸

  D. 胃蛋白酶原   E. 维生素 B

66. 刺激胃液分泌增多的因素的 （　）

  A. 促胃液素   B. 乙酰胆碱   C. 组胺

D. 阿托品　　　　　　　　E. 盐酸

67. 在消化期内，抑制胃液分泌的因素（　　）

    A. 盐酸　　　　　　　　B. 蛋白质　　　　　　C. 脂肪

    D. 高渗溶液　　　　　　E. 氨基酸和多肽

68. 促进胃液分泌的因素有（　　）

    A. 交感神经　　　　　　B. 迷走神经　　　　　C. 促胰酶素

    D. 促胃液素　　　　　　E. 胰岛素

69. 迷走神经兴奋时，可引起（　　）

    A. 胃平滑肌收缩　　　　　B. 胃液分泌增加　　　C. 胃液分泌减少

    D. G 细胞分泌促胃液素增多　E. 抑制胃排空

70. 肠期抑制胃液分泌的因素有（　　）

    A. 盐酸　　　　　　　　B. 脂肪　　　　　　　C. 糖

    D. 扩张十二指肠　　　　E. 高渗溶液

71. 胰液的作用是（　　）

    A. 分解蛋白质　　　　　B. 分解脂肪　　　　　C. 分解淀粉

    D. 中和胃酸　　　　　　E. 促进铁的吸收

72. 促胰液素的作用有（　　）

    A. 抑制胃酸分泌

    B. 抑制胃的运动

    C. 促进胰腺小导管细胞分泌碳酸氢盐

    D. 抑制胰腺小导管细胞分泌水分

    E. 促进胃蛋白酶分泌

73. 胆盐的作用（　　）

    A. 中和胃酸　　　　　　　　　　　　B. 促进胆汁的分泌

    C. 促进脂溶性维生素的吸收　　　　　D. 促进脂肪的消化和吸收

    E. 乳化脂肪

74. 调节胆汁分泌和排出的神经、体液因素有（　　）

    A. 迷走神经兴奋　　　　B. 促胰液素　　　　　C. 胆囊收缩素（缩胆囊素）

    D. 促胃液素　　　　　　E. 胆盐

75. 参与脂肪消化和吸收的消化液有（　　）

    A. 唾液　　　　　　　　B. 胰液　　　　　　　C. 胆汁

    D. 胃液　　　　　　　　E. 胃酸

76. 大肠的运动形式有（　　）

    A. 蠕动冲　　　　　　　B. 分节推进运动　　　C. 集团蠕动

    D. 袋状往返运动　　　　E. 容受性舒张

77. 小肠分节运动的作用是（　　）

    A. 使食糜与消化液充分混合

    B. 增加食糜与肠黏膜的接触机会

    C. 促进肠壁内血液和淋巴液的回流

D. 利于食糜向前推进

E. 促进小肠分泌消化液

78. 关于营养物质吸收的叙述，正确的是（　　）

A. 糖以单糖的形式吸收入血

B. 蛋白质以氨基酸的形式吸收入血

C. 脂肪吸收的主要途径是进入淋巴液

D. 铁是以 Fe^{3+} 的形式被吸收的

E. 糖、蛋白质和脂肪的吸收均与 Na^+ 的主动转运有关

79. 下列关于迷走神经兴奋的效应，哪些是正确的（　　）

A. 胆囊收缩增强

B. 胃肠蠕动加强

C. 消化腺分泌增加

D. 其节后纤维都释放乙酰胆碱

E. 胆汁排放增加

80. 胃肠激素的生理作用是（　　）

A. 调节消化腺分泌　　　　　　　　　B. 调节消化道运动

C. 调节其他激素的释放　　　　　　　D. 促进水盐代谢

E. 促进消化道生长

（五）问答题

1. 胃液的成分及其作用？

2. 胃的运动形式有哪几种？有何意义？

3. 小肠的运动形式有哪些？有何意义？

4. 大肠内细菌有何作用？

5. 简述蛋白质食物在消化管内的分解过程。

6. 为什么说小肠是营养物质吸收的主要部位？

7. 简述消化道的神经支配及其作用。

8. 简述三种胃肠激素的作用。

四、参考答案

（一）名词解释

1. 食物在消化道内被加工分解为小分子物质的过程。

2. 消化后的小分子物质透过消化道黏膜上皮细胞进入血液和淋巴液的过程。

3. 胃黏膜表面的黏液与胃黏膜上皮细胞分泌的 HCO_3^- 一起形成抵抗胃酸和胃蛋白酶对胃黏膜侵蚀的凝胶层。

4. 胃黏膜上皮腔面膜与邻近细胞之间形成的紧密连接，可防止胃腔内 H^+ 向上皮细胞内扩散。

5. 咀嚼吞咽时，食物刺激口腔、咽、食管等处的感受器，反射性地引起胃底和胃体部的平滑肌舒张。

6. 胃内食物进入十二指肠的过程。

7. 是小肠以环形肌为主的节律性舒、缩交替运动形式。

8. 胃肠黏膜中散在的内分泌细胞分泌的激素的总称。

（二）填空题

1. 机械性消化　化学性消化

2. 消化酶

3. 稀释食物、改变消化腔内的 pH 值、水解食物成分、保护消化道黏膜

4. Ca^{2+} 内流

5. 紧张性收缩

6. 反射性　胃

7. 咀嚼

8. 抑制

9. 胃酸　胃蛋白酶原　内因子　黏液

10. 铁　钙

11. 紧张性收缩　蠕动　容受性舒张　容受性舒张

12. 胃　十二指肠　食糜进入十二指肠

13. 脂肪　糖

14. 消化酶　脂肪　胆盐

15. 紧张性收缩　蠕动　分节运动　分节运动

16. 胆汁　胰液　小肠液

17. 7 ~ 8

18. 水　HCO_3^-　多种消化酶

19. 胰液

20. 水及碳酸氢盐　酶

21. 腺泡　增加

22. 体液

23. 脂肪微滴　微胶粒

24. 胆盐、胆固醇、卵磷脂

25. 胆囊

26. 发酵　腐败

27. 血液　淋巴液

28. 口腔　胃　小肠

29. 血液　淋巴

30. 单糖　氨基酸　甘油、脂肪酸、甘油一酯

（三）判断题

1. √　2. √　3. ×　4. ×　5. ×　6. ×　7. √　8. √　9. ×　10. √　11. √　12. ×

13. ×　14. √　15. ×　16. ×　17. √　18. √　19. ×　20. ×

（四）选择题

1. A　2. C　3. C　4. A　5. A　6. B　7. A　8. C　9. B　10. B　11. D　12. B

13. E　14. A　15. B　16. D　17. C　18. A　19. A　20. A　21. C　22. E　23. E

24. B　25. C　26. C　27. A　28. B　29. B　30. D　31. B　32. B　33. C　34. B

35. D　36. B　37. E　38. C　39. D　40. A　41. E　42. D　43. A　44. A　45. E

46. C　47. C　48. D　49. D　50. D　51. D　52. B　53. A　54. C　55. B　56. D

57. C　58. A　59. C　60. E　61. BCD　62. ABCDE　63. ABC　64. ABCE　65. AC

66. ABC　67. ACD　68. BD　69. ABD　70. ABDE　71. ABCD　72. ABC　73. BCDE

74. ABCDE　75. BC　76. BCD　77. ABCD　78. ABC　79. ABCDE　80. ABCE

（五）问答题

1. 胃液的成分有 4 种：胃酸、胃蛋白酶原、内因子、黏液。其作用如下：

（1）胃酸　①激活胃蛋白酶原并为之提供适宜的酸性环境。②使蛋白质变性易于分解。③杀菌。④进入小肠后促进胰液、胆汁、小肠液的分泌。⑤促进铁和钙的吸收。

（2）胃蛋白酶原　可被胃酸激活生成胃蛋白酶后发挥作用。①对蛋白质进行初步分解。②激活胃蛋白酶原。

（3）黏液　①保护胃黏膜免受机械性损伤。②可防止胃酸和胃蛋白酶对胃黏膜本身的侵蚀。

（4）内因子　①保护维生素 B_{12} 不被酶水解。②促进小肠对维生素 B_{12} 的吸收

2. 胃的运动形式及意义　①容受性舒张：咀嚼吞咽时，食物刺激口腔、咽、食管等处的感受器，反射性地引起胃底和胃体部的平滑肌舒张，使胃很好地完成容纳和储存食物的机能。②紧张性收缩：使胃腔内保持一定的基础压力，从而维持胃正常的形态和位置。③蠕动：从胃体的中部开始，向胃窦部幽门的方向前进。可使食物与消化液充分混合，有利于消化；并可将食物排入十二指肠，完成胃的排空功能。

3. 小肠的运动形式　①紧张性收缩：是其他运动形式的基础。可以使小肠腔内保持一定的基础压力。②分节运动：是小肠特有的运动形式。其意义是：使食糜与消化液充分混合，有利于消化；挤压肠壁，促进静脉血和淋巴液回流，有利于营养物质的吸收。③蠕动：有利于食物的充分消化，并可将食物向前推进一段距离。

4. 大肠内细菌的作用　①发酵、腐败。②利用大肠内简单的营养物质合成维生素 B 族和维生素 K。

5. 在胃腔中，胃蛋白酶原首先被盐酸激活形成有活性的胃蛋白酶，然后在强酸性环境中将蛋白质进行初步分解形成小分子的多肽；在小肠内，胰蛋白酶原被肠激酶激活形成胰蛋白酶，胰蛋白酶再激活糜蛋白酶原形成糜蛋白酶，与胰蛋白酶共同作用于蛋白质，将其分解为多肽和氨基酸；多肽再经小肠上皮细胞中的肽酶水解为氨基酸。

6. ①小肠吸收面积大，即肠黏膜有环状皱褶、绒毛，使吸收面积增大。②食物在小肠内已分解成适于吸收的小分子物质。③食物在小肠内停留时间长，吸收充分。④小肠绒毛的血液和淋巴液循环丰富，有利于吸收。

7. 消化道除口腔、食管上端和肛门外括约肌外，都受交感、副交感神经双重支配，其

中副交感神经起主要作用。副交感神经兴奋末梢释放乙酰胆碱与 M 受体结合，使胃肠道运动增强，腺体分泌增加，括约肌松弛。交感神经兴奋末梢释放去甲肾上腺素与 a 受体结合，使胃肠道运动减弱，腺体分泌减少，括约肌收缩。内在神经丛是消化道平滑肌所特有，其中含有感觉神经元、运动神经元和中间神经元，可以完成局部反射。

8. 三种胃肠激素的作用　①促胃液素：由 G 细胞分泌，作用是促进胃液的分泌和胃运动，并促进胃窦部黏膜生长。②胆囊收缩素：促进胆囊收缩和胆汁的排放，促进胰酶的分泌。③促胰液素：促进胰液中 HCO_3^- 的分泌，抑制胃液的分泌和胃运动。

（李淑贞　顾　宇）

第七章　能量代谢和体温

一、课程标准

1. **学会**　机体能量的来源和去路；基础代谢、基础代谢率的概念、基础代谢率的正常值及临床意义；体温的概念、测量部位及正常值；机体主要的产热和散热机制。
2. **说出**　影响能量代谢的因素；体温的生理变动范围、体温调节的机制。
3. **理解**　能量代谢的测定。

二、知识要点

1. 能量代谢
   - 能量的来源：糖、蛋白质、脂肪的氧化分解
   - 能量的去路：50% 以上转化为热能，其余以化学能形式贮存于 ATP 中
   - 能量代谢的测定
   - 影响因素
     - 肌肉的活动：是影响能量代谢最显著的因素
     - 环境温度：在 20～30℃时，能量代谢最稳定
     - 精神活动
     - 食物的特殊动力效应

2. 基础代谢
   - 概念：基础状态下的能量代谢
   - 基础代谢率
     - 概念：单位时间内的基础代谢
     - 测定条件：清晨空腹、静卧、清醒、室温
     - 正常范围：±15% 之内

3. 体温
   - 概念：机体深部的平均温度
   - 测量部位：口腔、腋窝、直肠
   - 生理变动
     - 昼夜节律的变化：凌晨 2～6 时体温最低，午后升高
     - 性别：女性体温比男性平均高 0.3℃，且随月经周期而变化
     - 年龄：新生儿体温不稳定；老年人偏低
     - 其他因素
   - 产热与散热
     - 产热器官
       - 安静状态：内脏，尤其是肝脏
       - 运动状态：骨骼肌
     - 散热方式
       - 辐射
       - 传导
       - 对流
       - 蒸发：环境温度较高时唯一的散热途径
   - 体温调节
     - 温度感受器
     - 体温调节中枢：基本中枢－下丘脑
     - 体温调节的调定点：下丘脑 PO/AH

三、复习思考题

（一）名词解释

1. 基础代谢　2. 基础代谢率　3. 能量代谢　4. 能量代谢率　5. 传导散热　6. 体温

7. 调定点

（二）填空

1. 机体活动的能量来源于_____、_____、_____的氧化分解，其中_____是主要供能物质。

2. 能量的储存形式主要是_____。

3. 营养物质在体内氧化分解时所释放的能量，约50%直接转化为_____；其余部分主要以_____的形式储存于组织中。

4. _____和_____的生物热价与物理热价相等，_____的生物卡价小于物理卡价。

5. 当环境温度高于30℃时，人体基础代谢率的变化是_____。

6. 皮肤散热的方式有_____、_____、_____、_____。

7. 甲亢时基础代谢率可高于正常的_____%，甲低时可低于正常的_____%。

8. 能量代谢的测定有_____和_____两种方法。

9. 机体以热射线的形式向外界散热的方式，称为_____。

10. 不显汗与汗腺分泌无关，它是通过_____来实现的。

11. 当下丘脑热敏神经元的兴奋性下降时，体温调定点_____。

12. 女子体温在排卵后期_____，这种变动可能与血中_____水平变化有关。

13. 出汗可分为_____和_____两种。

14. 致热原能使下丘脑的"调定点"水平_____。

15. 蒸发散热可分为_____和_____两种。

（三）判断题

1. 蛋白质在体内氧化和体外燃烧时所产生的能量相等。

2. 跑步御寒是行为性体温调节。

3. 环境温度超过30℃可使产热增加。

4. 甲状腺素分泌增加，产热不增加。

5. 电风扇有利传导散热。

6. 体温调节中枢的调定点位于大脑皮质。

7. 不感蒸发也具有散热作用。

8. 在一昼夜中，体温最高的时间是下午2～6时。

9. 老年人体温往往低于成年人。

10. 伸展肢体促进散热。

（四）选择题

［A 型题］

1. 不仅是储能物质，也能直接供给细胞能量的能源物质是（　　）

    A. 葡萄糖　　　　　　　B. 蛋白质　　　　　　　C. 脂肪

    D. 磷酸肌酸　　　　　　E. ATP

2. 蛋白质食物额外增加的产热量可达（   ）

    A. 10%   B. 4%   C. 6%

    D. 30%   E. 45%

3. 影响能量代谢最显著的因素是（   ）

    A. 骨骼肌的活动   B. 温度   C. 酸碱度

    D. 精神因素   E. 食物的特殊动力效应

4. 使基础代谢率显著升高的激素是（   ）

    A. 甲状腺激素   B. 肾上腺素   C. 去甲肾上腺素

    D. 胰岛素   E. 胰高血糖素

5. 测定基础代谢率时的环境温度是（   ）

    A. 20 ~25℃   B. 150℃   C. 40℃

    D. 50℃   E. 10℃

6. 能量代谢率与下列哪项具有比例关系（   ）

    A. 体重   B. 身高   C. 体表面积

    D. 环境温度   E. 进食量

7. 关于能量代谢的描述，正确的是（   ）

    A. 平静思考问题时，脑组织产热量明显升高

    B. 安静时，脑组织耗氧量与肌组织接近

    C. 在睡眠和活跃的精神状态下，脑中葡萄糖代谢明显不同

    D. 精神紧张可致机体产热量显著增加

    E. 情绪激动时，可直接引起脑组织代谢率显著增加

8. 特殊动力效应最大的食物是（   ）

    A. 糖类   B. 脂肪   C. 蛋白质

    D. 混合食物   E. 无机盐

9. 机体 70% 的能量来自（   ）

    A. 糖的氧化   B. 脂肪的氧化   C. 蛋白质的氧化

    D. 核酸的分解   E. 脂蛋白的分解

10. 基础代谢率相对值的正常范围是（   ）

    A. ±30% ~40%   B. ±10% ~15%   C. ±30%

    D. ±40% ~50%   E. ±20% ~30%

11. 基础代谢率的测量是临床诊断哪种疾病的重要辅助方法（   ）

    A. 糖尿病   B. 甲状腺疾病   C. 红细胞增多症

    D. 白血病   E. 脑出血

12. 下列基础代谢率的叙述哪项是错误的（   ）

    A. 基础代谢率相对值的正常范围为 ±10% ~15%

    B. 男子的基础代谢率平均高于女子

    C. 正常人基础代谢率是相对稳定的

    D. 基础代谢率相对值超过 ±20% 时，才有可能是病理变化

    E. 基础代谢率是机体的最低代谢水平

13. 呼吸商是指同一时间内（　　）

    A. 耗 O_2 量/混合食物

    B. 混合食物/耗 O_2 量

    C. CO_2 产生量/耗 O_2 量

    4. 耗 O_2 量/CO_2 产生量

    E. CO_2 产生量/非蛋白食物

14. 食物的氧热价是指（　　）

    A. 1g 食物氧化时所释放的能量

    B. 1g 食物燃烧时所释放的能量

    C. 食物氧化消耗 1L 氧气所释放的能量

    D. 氧化 1g 食物、消耗 1L 氧气时释放的能量

    E. 以上都不是

15. 摄取混合食物，呼吸商通常为（　　）

    A. 0.70   B. 0.75   C. 0.80

    D. 0.85   E. 1.00

16. 人体腋下温度正常值是（　　）

    A. 36.0～37.4℃   B. 36.7～37.7℃   C. 36.9～37.9℃

    D. 37.5～37.6℃   E. 35.6～36.8℃

17. 临床上用冰帽给高热的患者降温属于（　　）

    A. 辐射   B. 传导   C. 对流

    D. 发汗   E. 不显汗

18. 风扇乘凉属于（　　）

    A. 辐射   B. 传导   C. 对流

    D. 发汗   E. 不显汗

19. 安静时主要的产热器官是（　　）

    A. 肌肉   B. 皮肤   C. 肝脏

    D. 脑   E. 肺

20. 潮湿的热天，人感到闷热，主要是影响了机体的（　　）

    A. 辐射散热   B. 传导散热   C. 对流散热

    D. 蒸发散热   E. 呼吸道蒸发散热

21. 调控皮肤温度的主要因素是（　　）

    A. 环境温度   B. 皮肤血流量   C. 风速

    D. 辐射   E. 对流

22. 运动时主要的产热器官是（　　）

    A. 脑   B. 肾   C. 肝

    D. 心   E. 骨骼肌

23. 体温调节中枢主要位于（　　）

    A. 脊髓   B. 延髓   C. 脑干

    D. 下丘脑   E. 大脑

24. 酒精擦浴降温可增加皮肤的 （ ）

    A. 传导散热   B. 对流散热   C. 辐射散热

    D. 蒸发散热   E. 辐射和蒸发散热

25. 机体散热的主要途径 （ ）

    A. 皮肤   B. 脑   C. 肝脏

    D. 骨骼肌   E. 肾脏

26. 皮肤有水分渗出而在未变成液滴之前即已蒸发，或从呼吸道呼出，机体常常感受不到的散热方式是 （ ）

    A. 传导散热   B. 对流散热   C. 辐射散热

    D. 不感蒸发   E. 可感蒸发或发汗

27. 对体温调节起关键作用的部位是 （ ）

    A. 脑干网状结构   B. 下丘脑后部

    C. 下丘脑前部 – 视前区   D. 脑桥

    E. 中脑

28. 促进机体产热最重要的激素是 （ ）

    A. 肾上腺髓质激素   B. 甲状腺激素   C. 肾上腺皮质激素

    D. 胰岛素   E. 抗利尿激素

29. 通过汗腺分泌汗液散热的方式是 （ ）

    A. 传导散热   B. 对流散热   C. 辐射散热

    D. 不感蒸发   E. 可感蒸发或发汗

30. 人体口腔温度正常值是 （ ）

    A. 36.0 ~ 37.4℃   B. 36.7 ~ 37.7℃   C. 36.9 ~ 37.9℃

    D. 37.5 ~ 37.6℃   E. 35.6 ~ 36.8℃

31. 大量出汗后应补充 （ ）

    A. 糖水   B. 盐水   C. 水

    D. 盐   E. 糖

32. 人体直肠温度正常值是 （ ）

    A. 36.0 ~ 37.4℃   B. 36.7 ~ 37.7℃   C. 36.9 ~ 37.9℃

    D. 37.5 ~ 37.6℃   E. 35.6 ~ 36.8℃

33. 人体散热途径不包括 （ ）

    A. 皮肤   B. 呼吸道   C. 消化道

    D. 泌尿器官   E. 生殖器官

34. 通过气体流动来交换热量的散热方式称为 （ ）

    A. 传导   B. 对流   C. 发汗

    D. 不感蒸发   E. 辐射

35. 孕期体温升高与以下哪种激素有关 （ ）

    A. 孕激素   B. 雌激素   C. 雄激素

    D. 黄体生成素   E. 绒毛膜促性腺激素

36. 测定基础代谢率通常在 （ ）

A. 清晨 　　　　　 B. 中午 　　　　　 C. 下午

D. 傍晚 　　　　　 E. 夜间

37. 在体温调节中调定点一般是 （　　）

A. 34℃ 　　　　　 B. 35℃ 　　　　　 C. 36℃

D. 37℃ 　　　　　 E. 38℃

38. 体温昼夜间的波动一般不超过 （　　）

A. 1.0℃ 　　　　　 B. 0.3℃ 　　　　　 C. 0.5℃

D. 0.1℃ 　　　　　 E. 2.0℃

39. 关于体温的正常波动，下列哪项是错误的 （　　）

A. 通常体温在清晨 2~6 时最低，下午 1~6 时最高

B. 女子体温略高于男子，排卵日最高

C. 新生儿体温易波动

D. 老年人体温往往低于成年人

E. 食物的特殊动力作用可使体温升高

40. 常温下，散热的主要方式是 （　　）

A. 辐射 　　　　　 B. 对流 　　　　　 C. 传导

D. 不感蒸发 　　　 E. 发汗

[B 型题]

(41~44 题共用备选答案)

A. 热价或卡价 　　　 B. 呼吸商 　　　　　 C. 能量代谢

D. 氧热价 　　　　　 E. 非蛋白呼吸商

41. 营养物质氧化时一定时间内 CO_2 的产生量与耗 O_2 量的比值，称为 （　　）

42. 某营养物质氧化时，消耗 1L 氧所产生的热量称为该食物的 （　　）

43. 1g 食物氧化时所释放的热量，称为该物质的 （　　）

44. 除蛋白质以外的营养物质（糖和脂肪）氧化时一定时间内 CO_2 的产生量与耗 O_2 量的比值称为，称为 （　　）

(45~47 题共用备选答案)

A. 皮温 　　　　　 B. 口温 　　　　　 C. 直肠温度

D. 腋窝温度 　　　 E. 机体内部温度

45. 数值变异最大的是 （　　）

46. 最接近机体内部温度的是 （　　）

47. 临床上测体温的最常用部位是 （　　）

(48~50 题共用备选答案)

A. 传导 　　　　　 B. 对流 　　　　　 C. 蒸发

D. 辐射 　　　　　 E. 发汗

48. 安静状态时主要散热方式 （　　）

49. 剧烈运动时主要散热方式 （　　）

50. 环境温度高于或等于机体温度时唯一的散热方式是 （　　）

[X 型题]

51. 女性月经周期中，体温的变化有（　　）

　　A. 排卵前较高　　　　　B. 排卵后降低　　　　　C. 排卵前较低

　　D. 排卵后升高　　　　　E. 行经期高

52. 某患者受到致热原的作用体温升至 39℃，在此情况下（　　）

　　A. 机体产热量一直大于散热量

　　B. 机体产热量小于散热量

　　C. 体温升高时，产热量大于散热量

　　D. 维持高热阶段时，产热量大致等于散热量

　　E. 产热量与散热量变化不明显

53. 影响体温发生生理性变动的因素有（　　）

　　A. 环境温度　　　　　　B. 测量时间　　　　　　C. 性别

　　D. 体重　　　　　　　　E. 年龄

54. 在环境温度低于 20℃时，人体散热的方式主要有（　　）

　　A. 辐射　　　　　　　　B. 传导　　　　　　　　C. 对流

　　D. 不感蒸发　　　　　　E. 汗液蒸发

55. 使得汗液蒸发加快的因素有（　　）

　　A. 环境温度高　　　　　B. 环境温度低　　　　　C. 空气湿度大

　　D. 空气湿度小　　　　　E. 空气对流速度快

（五）问答题

1. 简述影响能量代谢的因素。

2. 何谓基础状态？基础代谢率的正常值和临床意义如何？

3. 人的体温是如何维持恒定的？

四、参考答案

（一）名词解释

1. 基础状态下的能量代谢。

2. 单位时间内的基础代谢。

3. 与物质代谢相伴随的能量释放、转移、储存和利用的过程。

4. 单位时间内机体的产热量。

5. 指机体的热量直接传给与它接触的较冷物体。

6. 机体深部的平均温度。

7. 人体体温的相对恒定取决于视前区 - 下丘脑前部的温度敏感神经元，它们规定着体温的数值，称为体温调定点。

（二）填空题

1. 糖　蛋白质　脂肪　糖

2. ATP

3. 热能　ATP

4. 糖　脂肪　蛋白质

5. 升高

6. 辐射　传导　对流　蒸发

7. 25%　20%

8. 直接　间接

9. 辐射散热

10. 体表蒸发

11. 升高

12. 升高　孕激素

13. 温热性出汗　精神性出汗

14. 上移

15. 显汗　不显汗

（三）判断题

1. ×　2. ×　3. √　4. ×　5. ×　6. ×　7. √　8. √　9. √　10. √

（四）选择题

1. E　2. D　3. A　4. A　5. A　6. C　7. D　8. C　9. A　10. B　11. B　12. E　13. C

14. C　15. D　16. A　17. B　18. C　19. C　20. D　21. B　22. E　23. D　24. D　25. A

26. D　27. C　28. B　29. E　30. B　31. B　32. C　33. E　34. B　35. A　36. A　37. D

38. A　39. B　40. A　41. B　42. D　43. A　44. E　45. A　46. C　47. D　48. D　49. E

50. C　51. CD　52. CD　53. ABCDE　54. ABCD　55. ADE

（五）问答题

1. 影响能量代谢的因素主要有骨骼肌的活动、环境温度、食物的特殊动力效应、精神活动。

2. 基础状态是指把影响能量代谢的因素均排除的状态，其条件包括清醒、静卧，清晨、空腹（禁食 12 小时以上），室温在 20～25℃ 之间，精神安宁。

基础代谢率的正常范围是 ±15% 以内，若偏离 ±20% 以上则为病态。临床测定基础代谢率对甲状腺疾病的诊断具有重要意义。

3. 人体温的恒定是行为性和自主性调节的结果，以自主性神经调节为主。当环境温度升高或剧烈运动时，通过温度感受器将信息传给视前区－下丘脑前部，引起皮肤血管扩张，血流加速，汗腺分泌汗液，以增加散热。当环境温度降低时皮肤血管收缩血流减少，减少散热，从而维持体温恒定。

（杨艳梅　顾　宇）

第八章 排 泄

一、课程标准

1. 学会 肾小球的滤过作用、肾小球有效滤过压、影响肾小球滤过因素、肾小球滤过率、滤过分数；抗利尿激素、肾素－血管紧张素－醛固酮系统对肾脏泌尿功能的调节；葡萄糖的重吸收部位、机制、肾糖阈的概念。

2. 说出 滤过膜的结构、功能特点；几种物质重吸收部位与机制：Na^+、Cl^-、H_2O、HCO_3^-、K^+；肾小管与集合管的分泌与排泄功能：K^+、H^+、NH_3 的分泌；多尿、少尿和无尿的概念；肾脏泌尿功能的调节。

3. 理解 尿液的理化性质；肾脏功能和肾脏血液循环特点；血浆清除率的概念及意义；肾髓质渗透压梯度的形成、肾髓质渗透压梯度与尿液浓缩和稀释的关系及直小血管在维持肾髓质渗透压梯度中的作用；膀胱和尿道的神经支配及作用；排尿反射的过程。

二、知识要点

1. 尿的生成
- 肾小球的滤过
  - 滤过膜：毛细血管内皮细胞、基膜、肾小囊脏层上皮细胞
  - 有效滤过压 = 肾小球毛细血管血压 － 血浆胶体渗透压 － 肾小囊内压
  - 肾小球滤过率：单位时间内两侧肾脏生成的原尿量囊内压
- 肾小管和集合管的重吸收
  - 远端小管和集合管
  - 近端小管：主要部位
  - 髓袢：选择重吸收
- 肾小管和集合管的分泌
  - H^+ 的分泌：排酸保碱，维持 pH 恒定
  - K^+ 的分泌：维持体内 K^+ 含量稳定
  - NH_4^+ 的分泌：促进 H^+ 的分泌，调节酸碱平衡

2. 尿的浓缩和稀释
- 部位：远曲小管和集合管（主要）
- 肾髓质高渗梯度的形成和保持
- 决定因素：血浆抗利尿激素水平

3. 影响尿生成的因素
- 影响肾小球滤过的因素
  - 有效滤过压
  - 滤过膜
  - 肾小球血浆流量
- 小管液的渗透压：升高可使水的重吸收减少，尿量增多
- 体液因素
  - 抗利尿激素
    - 作用
    - 分泌调节
  - 醛固酮
    - 作用
    - 分泌调节

4. 尿的储存和排放 $\begin{cases} 膀胱和尿道的神经支配 \\ 排尿反射：为正反馈 \end{cases}$

三、复习思考题

（一）名词解释

1. 排泄　2. 肾小球滤过率　3. 滤过分数　4. 球－管平衡　5. 肾小管重吸收

6. 肾糖阈　7. 渗透性利尿　8. 水利尿

（二）填空

1. 人体排泄的主要途径_____。

2. 尿生成的过程包括_____、_____、_____。

3. 肾生成尿的功能是由_____和_____完成的。

4. 肾脏的结构和功能的单位是_____，它由_____和_____两部分组成。

5. 滤过的动力有效滤过压 = _____。

6. 安静状态时肾动脉血压在 10.7～24.0kPa（80～180mmHg）范围内变动时，肾血流量_____。

7. 原尿与血浆成分区别在于_____。

8. 囊内压升高，肾小球滤过率_____。

9. 肾小球滤过的结构基础是_____。

10. 肾小球毛细血管血压降低，肾小球滤过率_____。

11. Cl^- 在_____为主动重吸收。

12. 重吸收的主要部位是_____。

13. 静脉注射 20% 葡萄糖 5ml 以后，尿量将会_____。

14. 糖尿病患者尿量增多是由于_____。

15. 体内的 K^+ 主要由_____排泄。

16. NH_3 主要由_____和_____分泌。

17. 肾功能不全患者，排 K^+ 功能障碍，可发生_____。

18. 人体碱中毒时，血钾浓度_____。

19. H^+ 分泌的主要部位是_____。

20. 酸中毒时 H^+ 的分泌_____，H^+-Na^+ 交换_____，K^+-Na^+ 交换_____，导致血 K^+ _____。

21. 肾小管和集合管分泌的物质主要有_____、_____、_____。

22. 调节尿量的主要激素有两种_____、_____。

23. 抗利尿激素经下丘脑垂体束运输至_____贮存。

24. 醛固酮有_____、_____、_____的作用。

25. 引起抗利尿激素分泌的最敏感因素是_____。

26. 大量饮入清水，使尿量增多的原因是_____。

27. ADH 对肾脏的作用是_____。

28. 尿崩症是由于_____释放障碍造成的。

29. 醛固酮是由_____分泌的，其分泌受_____系统及_____、

_____浓度的调节。

30. 参与尿液浓缩和稀释调节的主要激素是_____。

31. 尿浓缩的主要部位是_____。

32. 排出的尿液其渗透压比血浆低，称为_____。

33. 外髓部渗透压梯度的形成是由于_____。

34. 渗透压感受器位于_____。

35. 血容量感受器位于_____。

36. 排尿反射是一种_____反馈。

37. 骶髓受损出现的排尿障碍称为_____。

38. 排尿反射的高级中枢位于_____。

39. 排尿反射的初级中枢位于_____。

40. 脊髓高位横断的患者，出现的排尿障碍是_____。

（三）判断题

1. 排便过程属于排泄。

2. 人体主要的排泄途径是呼吸。

3. 人体最重要的排泄器官是汗腺。

4. 交感神经兴奋时肾血浆流量增多。

5. 急性肾小球肾炎，肾小球滤过率降低，会出现少尿甚至无尿。

6. 肾小球毛细血管血压是肾小球滤过的直接动力。

7. 正常成人肾小球滤过率为 125ml/min。

8. 原尿与血浆的区别是原尿中没有葡萄糖。

9. 膀胱结石会导致尿潴留。

10. 正常情况下，葡萄糖不能通过滤过膜。

11. 葡萄糖的重吸收部位仅限于近端小管。

12. 调节 ADH 分泌和释放的最重要因素就是血浆晶体渗透压。

13. 浓缩和稀释尿液是近髓肾单位的主要功能。

14. 近端小管是分泌 H^+ 的主要部位。

15. NH_3 的分泌具有排酸保碱的作用。

16. K^+ 的代谢特点是：多吃多排，少吃少排，不吃不排。

17. 细胞内的 NH_3 主要由谷氨酰胺脱氨生成。

18. 无尿是指 24h 尿量不足 100ml。

19. 排便反射的高级中枢位于骶髓。

20. 排尿反射属于负反馈。

（四）选择题

[A 型题]

1. 人体最主要的排泄器官是（　　）

　　A. 肾　　　　　　　B. 肺　　　　　　　C. 大肠

　　D. 皮肤　　　　　　E. 汗腺

2. 生理排泄过程不包括（　　）

   A. 肺排出二氧化碳　　　　B. 消化管排出胆色素　　C. 唾液腺排出少量铅

   D. 食物残渣由直肠排出　　E. 尿素由皮肤排出

3. 下列哪一项与肾脏的排泄功能无关（　　）

   A. 排出代谢尾产物　　　　B. 维持机体水与渗透压平衡　C. 维持机体酸碱平衡

   D. 维持机体电解质平衡　　E. 分泌促红细胞生成素

4. 肾脏不能分泌下列（　　）激素

   A. 醛固酮　　　　　　　　B. 促红细胞生成素　C. 肾素

   D. 1，25 - （OH）$_2$ 维生素 D$_3$　　E. 前列腺素

5. 当肾血流量不足或血钠降低时，可刺激肾脏近球细胞释放（　　）

   A. 血管紧张素　　　　　　B. 肾素　　　　　　　C. 抗利尿激素

   D. 醛固酮　　　　　　　　E. 肾上腺素

6. 下列结构中，（　　）细胞可以感受小管液中 Na^+ 量的变化

   A. 近球细胞　　　　　　　B. 近曲小管上皮细胞　C. 致密斑

   D. 间质细胞　　　　　　　E. 入球小动脉的内皮细胞

7. 肾脏的致密斑是（　　）

   A. 化学感受器　　　　　　B. 渗透压感受器　　　C. 容量感受器

   D. 内分泌细胞　　　　　　E. 压力感受器

8. 关于肾素，下列哪项是错误的（　　）

   A. 主要由球旁细胞分泌的

   B. 流经致密斑的小管液 Na^+ 浓度升高时，可刺激它分泌

   C. 交感神经兴奋，可刺激它分泌

   D. 入球小动脉血压下降时，可刺激它分泌

   E. 肾素是一种蛋白水解酶

9. 肾血流量的相对稳定主要靠（　　）

   A. 神经调节　　　　　　　B. 体液调节　　　　　C. 神经 - 体液调节

   D. 肾血管自身调节　　　　E. 以上都不是

10. 肾小球滤过率是指单位时间内（每分钟）（　　）

   A. 两侧肾脏生成的超滤液量

   B. 每个肾单位生成的原尿量

   C. 每侧肾脏生成的超滤液量

   D. 两肾生成的终尿量

   E. 每侧肾脏的终尿量

11. 对滤过作用的说明，错误的是（　　）

   A. 动力是肾小球有效滤过压

   B. 原尿生成量与全身血压成正比

   C. 原尿与无蛋白的血浆相似

   D. 带负电荷的溶质不易滤过

   E. 全部肾小球均有滤过作用

12. 失血时出现少尿的主要原因是（　　）

A. 有效滤过压增大　　　B. 有效滤过压减小　　　C. 毛细血管血压增大

D. 血浆胶体渗透压增大　E. 血浆胶体渗透压减小

13. 急性肾炎，尿量减少的原因是（　　）

A. 肾血流量减少　　　　B. 有效滤过压降低　　　C. 有效滤过面积减少

D. 滤过膜通透性降低　　E. 囊内压增高

14. 正常情况下，不能通过滤过膜的物质是（　　）

A. Na^+、K^+　　　　　　B. 氨基酸　　　　　　　C. 血清清蛋白

D. 甘露醇　　　　　　　E. 葡萄糖

15. 在一定血压范围内肾血流量保持相对稳定主要靠（　　）

A. 神经调节　　　　　　B. 体液调节　　　　　　C. 自身调节

D. 多种调节　　　　　　E. 神经 – 体液调节

16. 超滤液生成的动力是（　　）

A. 肾动脉压　　　　　　B. 肾的入球小动脉压　　C. 肾的出球小动脉压

D. 全身平均动脉压　　　E. 有效滤过压

17. 注射去甲肾上腺素引起少尿的主要原因是（　　）

A. 肾小球毛细血管血压明显下降

B. 血浆胶体渗透压升高

C. 囊内压升高

D. 滤过膜通透性减小

E. 滤过膜通透性增大

18. 促进肾小球滤过的直接动力是（　　）

A. 血浆胶体渗透压　　　B. 肾小球毛细血管血压　C. 肾小球内压

D. 肾小囊胶体渗透压　　E. 肾小球有效滤过压

19. 正常成年人的肾小球滤过率为（　　）

A. 80ml/min　　　　　　B. 100ml/min　　　　　　C. 125ml/min

D. 150ml/min　　　　　E. 180ml/min

20. 近端肾小管水的重吸收比例是超滤液的（　　）

A. 65%～70%　　　　　　B. 55%～60%　　　　　　C. 45%～50%

D. 75%～80%　　　　　　E. 80%以上

21. 近端小管对 Na^+ 的重吸收量经常是 Na^+ 滤过量的（　　）

A. 45%～50%　　　　　　B. 55%～65%　　　　　　C. 65%～70%

D. 75%～80%　　　　　　E. 98%～99%

22. 关于 Na^+、Cl^- 重吸收的叙述，错误的是（　　）

A. 滤液中99%以上被重吸收

B. 70%在近球小管处重吸收

C. Na^+是主动重吸收为主，大部分 Cl^- 是被动重吸收

D. 髓袢升支粗段，Na^+ 和 Cl^- 均为主动重吸收

E. 远曲小管和集合管对 Na^+ 重吸收受 ADH 调节

23. 肾糖阈的正常值为（　　）

A. 8~9mmol/L   B. 9~10mmol/L   C. 10~11mmol/L

D. 11~12mmol/L   E. 12~13mmol/L

24. 葡萄糖在肾小管的重吸收部位，仅限于（ ）

A. 集合管   B. 髓袢细段   C. 远端小管

D. 近端小管   E. 髓袢升支粗段

25. 与葡萄糖的重吸收密切相关的是（ ）

A. Na^+ 的重吸收   B. K^+ 的重吸收   C. Cl^- 的重吸收

D. Ca^{2+} 的重吸收   E. HCO_3^- 重吸收

26. 渗透性利尿是由于（ ）

A. 肾小管液溶质浓度升高

B. 肾小球滤过率增高

C. 肾小球毛细血管血压增高

D. 血浆胶体渗透压下降

E. 抗利尿激素释放减少

27. 静脉注射高渗糖溶液，使尿量增多的原因（ ）

A. 肾小球滤过率增多   B. 血浆胶体渗透压降低   C. 毛细血管血压升高

D. 小管液渗透压增高   E. 抗利尿激素增多

28. 糖尿病患者尿量增多的原因是（ ）

A. 抗利尿激素分泌减少   B. 醛固酮分泌减少   C. 肾小管液中溶质含量增加

D. 血浆晶体渗透压升高   E. 糖皮质激素分泌增多

29. 在兔急性实验中，静注20%葡萄糖溶液10ml引起尿量增加的主要原因是（ ）

A. 肾小球滤过率增加   B. 肾小管液中溶质浓度增加   C. 尿道外括约肌收缩

D. 血浆胶体渗透压升高   E. 肾小管液中溶质浓度降低

30. 终尿量主要取决于（ ）

A. 有效滤过压

B. 近曲小管对水的重吸收

C. 髓袢降支对水的重吸收

D. 髓袢升支对水的重吸收

E. 远曲小管和集合管对水的重吸收

31. 大量出汗时出现少尿的主要原因是（ ）

A. 有效滤过压增大   B. 抗利尿激素分泌增多   C. 毛细血管血压增大

D. 血浆胶体渗透压增大   E. 血浆胶体渗压变小

32. 引起血管升压素分泌最敏感的因素是（ ）

A. 循环血量减少   B. 疼痛刺激   C. 血浆胶体渗透压升高

D. 血浆晶体渗透压增高   E. 血浆晶体渗透压降低

33. 大量饮用清水后，尿量增多主要因为（ ）

A. 肾小球毛细血管血压增高

B. 血浆胶体渗透压降低

C. 血浆晶体渗透压增高

D. 抗利尿激素分泌减少

E. 醛固酮分泌减少

34. 水的重吸收在下述哪个部位接受 ADH 调节（　　）

A. 近球细胞　　　　　　B. 髓袢降支细段　　　　C. 髓袢升支

D. 远曲小管和集合管　　E. 髓袢降支粗段

35. 注射垂体后叶素引起少尿的主要原因是（　　）

A. 水的重吸收增加　　　B. 血浆胶体渗透压升高　C. 囊内压升高

D. 滤过膜通透性减小　　E. 囊内压降低

36. 损毁视上核，尿量和尿浓缩将出现什么变化（　　）

A. 尿量增加，尿高度稀释　B. 尿量增加，尿浓缩　C. 尿量减少，尿高度稀释

D. 尿量减少，尿浓缩　　　E. 蛋白尿

37. 抗利尿激素分泌减少，尿量和尿浓缩将出现什么变化（　　）

A. 尿量增加，尿高度稀释

B. 尿量增加，尿浓缩

C. 尿量减少，尿高度稀释

D. 尿量减少，尿浓缩

E. 尿量不变

38. 调节抗利尿激素分泌最主要的因素是（　　）

A. 循环血量　　　　　　B. 动脉血压　　　　　　C. 血浆胶体渗透压

D. 血浆晶体渗透压　　　E. 静脉血压

39. 引起抗利尿激素释放的主要因素是（　　）

A. 血浆晶体渗透压升高　B. 血浆晶体渗透压降低　C. 血浆胶体渗透压升高

D. 血浆胶体渗透压降低　E. 循环血量的增多

40. 外髓部高渗状态的形成是由于（　　）

A. 肾小球的滤过

B. 髓袢降支粗段对水的重吸收

C. 髓袢升支细段 NaCl 的扩散

D. 髓袢升支细段 NaCl 的主动重吸收

E. 髓袢升支粗段 NaCl 的主动重吸收

41. 与尿的浓缩和稀释有关的主要部位是（　　）

A. 髓袢　　　　　　　　B. 近端小管　　　　　　C. 远曲小管

D. 肾小球　　　　　　　E. 髓质部

42. 与尿的浓缩和稀释有关的主要激素是（　　）

A. 甲状腺素　　　　　　B. 甲状旁腺素　　　　　C. 肾上腺素

D. 抗利尿激素　　　　　E. 醛固酮

43. 促进远曲小管和集合管保钠排钾的激素是（　　）

A. 抗利尿激素　　　　　B. 醛固酮　　　　　　　C. 甲状腺激素

D. 甲状旁腺激素　　　　E. 胆钙化醇

44. 醛固酮对体液的影响主要是（　　）

　　A. 使细胞内液增加　　　　　　　　　B. 使细胞内液减少

　　C. 使细胞外液增加，血容量增加　　　D. 使细胞外液减少

　　E. 使血容量减少

45. 能引起醛固酮释放的因素是（　　）

　　A. 血钾升高　　　　　B. 血钾降低　　　　C. 血钠升高

　　D. 循环血量增多　　　E. 血管紧张素减少

46. 不能使尿量减少的因素是（　　）

　　A. ADH 分泌增多　　　B. 循环血量减少　　　C. 血浆晶体渗透压升高

　　D. 小管液溶质浓度升高　E. 醛固酮分泌增多

47. 少尿是指（　　）

　　A. 24h 尿量不足 100ml

　　B. 24h 尿量不足 500ml

　　C. 24h 尿量不足 1000ml

　　D. 24h 尿量持续多于 2500ml

　　E. 24h 尿量不足 1500ml

48. 多尿是指（　　）

　　A. 24h 尿量不足 100ml

　　B. 24h 尿量不足 500ml

　　C. 24h 尿量不足 1000ml

　　D. 24h 尿量持续多于 2500ml

　　E. 24h 尿量不足 1500ml

49. 无尿是指（　　）

　　A. 24h 尿量不足 100ml

　　B. 24h 尿量不足 500ml

　　C. 24h 尿量不足 1000ml

　　D. 24h 尿量持续多于 2500ml

　　E. 24h 尿量 1500ml

50. 正常人 24h 的尿量应为（　　）

　　A. 1 ~2L　　　　　　B. 超过 2.5L　　　　C. 少于 0.5L

　　D. 少于 0.1L　　　　E. 持续超过 3L

51. 关于排尿反射，下述哪项不正确（　　）

　　A. 排尿反射的基本中枢在骶髓

　　B. 排尿时阴部神经抑制

　　C. 副交感神经兴奋膀胱逼尿肌

　　D. 交感神经兴奋膀胱逼尿肌

　　E. 排尿反射的高级中枢在大脑皮质

52. 阴部神经兴奋时（　　）

　　A. 膀胱逼尿肌收缩　　B. 膀胱括约肌收缩　　C. 尿道外括约肌收缩

　　D. 尿道内括约肌收缩　E. 尿道外括约肌舒张

[B 型题]

（53～56 题共用备选答案）

 A. 渗透性利尿 B. 钾利尿 C. 水利尿

 D. 尿崩症 E. 以上均不是

53. 大量饮入清水，使尿量增多的原因是（ ）

54. 糖尿病患者，尿量增多原因是（ ）

55. 阻断醛固酮作用使尿量增多的原因是（ ）

56. 下丘脑的视上核和室旁核的神经元合成的抗利尿激素减少导致（ ）

（57～58 题共用备选答案）

 A. 大部分重吸收 B. 小部分重吸收 C. 全部重吸收

 D. 几乎不吸收 E. 分泌

57. 肾小管对 Na^+、K^+、Cl^-、水是（ ）

58. 肾小管对葡萄糖、氨基酸是（ ）

（59～60 题共用备选答案）

 A. 近曲小管 B. 远曲小管 C. 髓袢细段

 D. 髓袢升支粗段 E. 远曲小管和集合管

59. 抗利尿激素对肾脏发挥作用的部位（ ）

60. 呋塞米产生利尿作用的部位（ ）

[X 型题]

61. 肾脏的生理功能有（ ）

 A. 生成尿液，排泄大量代谢终产物

 B. 参与调节水、电解质平衡

 C. 分泌肾素

 D. 分泌血管升压素

 E. 参与调节酸碱平衡

62. 肾脏血液供应特点有（ ）

 A. 血流量大

 B. 肾髓质的血流量占90%以上

 C. 正常情况易受全身动脉血压影响

 D. 肾小球毛细血管血压高

 E. 肾小管周围毛细血管血压低

63. 皮质肾单位的结构和功能特点是（ ）

 A. 肾小球较小

 B. 髓袢较长

 C. 入球小动脉比出球动脉粗

 D. 球旁细胞含肾素颗粒较多

 E. 出球小动脉分出直小血管

64. 与肾小球滤过有关的因素是（ ）

 A. 有效滤过压 B. 滤过膜通透性 C. 滤过膜总面积

D. 肾血流量　　　　　　　　E. 肾小囊胶体渗透压

65. 与血浆比较，终尿中缺乏的物质有（　　）
　　A. 蛋白质　　　　　　　B. Na$^+$　　　　　　　C. K$^+$
　　D. Cl$^-$　　　　　　　E. 葡萄糖

66. 对抗原尿生成的因素有（　　）
　　A. 肾小球毛细血管血压　B. 血浆胶体渗透压　　C. 血浆晶体渗透压
　　D. 肾小囊胶体渗透压　　E. 肾小囊囊内压

67. 正常尿液中不应该出现哪些物质（　　）
　　A. 氯化钠　　　　　　　B. 氯化铵　　　　　　C. 葡萄糖
　　D. 蛋白质　　　　　　　E. 尿素

68. 大量失血引起尿量减少是因为（　　）
　　A. 循环血量减少　　　　B. 肾小球滤过率减少
　　C. 醛固酮分泌增多　　　D. 血管升压素分泌释放增多
　　E. 发汗量增多

69. 在肾小管和集合管中完全或绝大部分被重吸收的物质有（　　）
　　A. Na$^+$、K$^+$、CL$^-$　　B. H$_2$O　　　　　　C. 尿素
　　D. 肌酐　　　　　　　　E. 葡萄糖

70. 下列哪些物质在近球小管能主动重吸收（　　）
　　A. Na$^+$　　　　　　　B. K$^+$　　　　　　　C. Cl$^-$
　　D. 葡萄糖　　　　　　　E. 水

71. 以下哪些属于主动重吸收（　　）
　　A. 肾脏对水的重吸收
　　B. 近曲小管对 Na$^+$ 的重吸收
　　C. 近曲小管对 Cl$^-$ 的重吸收
　　D. 近曲小管对葡萄糖的重吸收
　　E. 近曲小管对 K$^+$ 的重吸收

72. 以下哪些属于渗透性利尿（　　）
　　A. 大量饮水使尿量增多　　B. 糖尿病患者的多尿　C. 静滴 20% 甘露醇
　　D. 静滴 5% 葡萄糖 1000ml　E. 静滴生理盐水

73. 对尿量调节作用较大的激素有（　　）
　　A. ADH　　　　　　　　B. PTH　　　　　　　C. T$_3$、T$_4$
　　D. 醛固酮　　　　　　　E. 胰岛素

74. 大量饮水引起尿量增多的因素有（　　）
　　A. 有效循环血流量增多
　　B. 血浆胶体渗透压下降
　　C. 血浆晶体渗透压下降
　　D. 血管升压素分泌释放减少
　　E. 醛固酮分泌减少

75. 循环血量减少时，反射引起血管升压素释放增加的感受器是（　　）

A. 颈动脉窦压力感受器

B. 左心房及腔静脉处容量感受器

C. 下丘脑渗透压感受器

D. 延髓化学感受器

E. 颈动脉体化学感受器

76. 下述有关血管升压素的叙述，哪些是错误的（　　）

A. 它是由神经垂体合成的激素

B. 可增加远曲小管和集合管对水的通透性

C. 血浆晶体渗透压降低可使它的分泌减少

D. 循环血量减少，血管升压素分泌减少

E. 血管升压素使尿量减少

77. 用家兔进行"影响尿生成因素"的实验结果中，错误的是（　　）

A. 静注大量生理盐水，尿量增加

B. 静注 1∶10000 去甲肾上腺素 0.5ml，尿量增加

C. 静注呋塞米，尿量增加

D. 静注垂体后叶素 2U，尿量增加

E. 静注 20% 葡萄糖 5ml，尿量增加

78. 机体在酸中毒时表现为（　　）

A. 肾小管 H^+ 的分泌增加

B. HCO_3^- 重吸收减少

C. $H^+ - Na^+$ 交换增强

D. $K^+ - Na^+$ 交换也增强

E. 血钾浓度降低

79. 关于肾小管分泌 H^+，下述哪几项是正确的（　　）

A. 分泌的 H^+ 是细胞代谢的产物

B. 与 Na^+ 存在 $H^+ - Na^+$ 交换

C. 与肾小管液中 HCO_3^- 结合生成 H_2CO_3

D. 不影响 NH_3 的分泌

E. 碳酸酐酶活性增加，H^+ 的分泌减少

（五）问答题

1. 肾脏有哪些功能？

2. 试述肾脏生成尿液的主要过程。

3. 影响肾小球滤过的因素有哪些？

4. 影响肾小管和集合管重吸收的因素有哪些？

5. 抗利尿激素的主要生理作用有哪些？其分泌调节如何？

6. 简述肾小球肾炎患者为什么出现蛋白尿？

7. 下列情况下，尿量会出现何变化，其机制分别如何？

（1）静脉快速注射 50% 葡萄糖 5~10ml。

（2）静脉快速推注大量生理盐水。

四、参考答案

（一）名词解释

1. 机体将代谢终产物，多余的和异物经血液循环运送到排泄器官排出体外的过程。

2. 每分钟两侧肾脏生成的原尿量。

3. 肾小球滤过率占肾血浆流量的百分比。

4. 无论肾小球滤过率增加还是减少，近球小管总是重吸收滤液量的 65%～70%。

5. 肾小球滤过形成的超滤液（原尿），在其流经肾小管和集合管时，其中的水和溶质透过肾小管的管壁上皮细胞，重新回到肾小管周围毛细血管血液中去的过程。

6. 尿中开始出现葡萄糖时的最低血糖浓度。

7. 由于小管液中溶质浓度升高而使尿量增多的现象。

8. 由于大量饮用清水，致使血浆晶体渗透压降低，使 ADH 的合成和释放减少，水的重吸收减少，从而引起尿量明显增多的现象。

（二）填空题

1. 肾脏的泌尿

2. 肾小球的滤过　肾小管和集合管的重吸收　肾小管和集合管的分泌

3. 肾单位　集合管

4. 肾单位　肾小体　肾小管

5. 肾小球毛细血管血压　血浆胶体渗透压　囊内压

6. 不变

7. 原尿中不含蛋白质

8. 减少

9. 滤过膜

10. 减少

11. 髓袢升支粗段

12. 近球小管

13. 明显增加

14. 渗透性利尿

15. 肾

16. 远曲小管　集合管

17. 高钾血症

18. 降低

19. 近端小管

20. 增多　增多　减少　升高

21. H^+　K^+　NH_3

22. 抗利尿激素　醛固酮

23. 神经垂体

24. 保 Na^+　保水　排 K^+

25. 血浆晶体渗透压增高

26. 水利尿

27. 增加远曲小管和集合管对水的通透性

28. ADH

29. 肾上腺皮质球状带　肾素－血管紧张素－醛固酮　血钠　血钾

30. 抗利尿激素

31. 集合管

32. 低渗尿

33. 髓袢升支粗段对 Na^+ 的主动重吸收和对 Cl^- 的继发性主动重吸收所致

34. 下丘脑

35. 胸腔大静脉和左心房

36. 正

37. 尿潴留

38. 大脑皮质

39. 脊髓骶段

40. 尿失禁

（三）判断题

1. × 　2. × 　3. × 　4. × 　5. √ 　6. √ 　7. √ 　8. × 　9. × 　10. × 　11. √ 　12. √

13. √ 　14. √ 　15. √ 　16. × 　17. √ 　18. √ 　19. × 　20. ×

（四）选择题

1. A 　2. D 　3. E 　4. A 　5. B 　6. C 　7. A 　8. B 　9. D 　10. A 　11. B 　12. B 　13. C

14. C 　15. C 　16. E 　17. A 　18. B 　19. C 　20. A 　21. C 　22. E 　23. B 　24. D 　25. A

26. A 　27. D 　28. C 　29. B 　30. E 　31. B 　32. D 　33. D 　34. D 　35. A 　36. A 　37. A

38. D 　39. A 　40. E 　41. E 　42. A 　43. B 　44. C 　45. A 　46. D 　47. B 　48. D 　49. A

50. A 　51. D 　52. C 　53. C 　54. A 　55. E 　56. D 　57. A 　58. C 　59. E 　60. D

61. ABCE 　62. ADE 　63. ACD 　64. ABCD 　65. AE 　66. BE 　67. CD 　68. ABCD

69. ABE 　70. ABD 　71. BDE 　72. BC 　73. AD 　74. ABCDE 　75. AB 　76. AD

77. BD 　78. AC 　79. ABC

（五）问答题

1. 肾脏的功能如下：①泌尿功能；②维持机体水、电解质和酸碱平衡，保持内环境的相对稳定；③内分泌功能。

2. 肾脏生成尿液的主要过程　尿的生成是在肾单位和集合管中进行的。首先是血液流过肾小球毛细血管时，血液中的水分和小分子物质滤出到肾小囊中，形成肾小球滤液；然后肾小球滤液在流经肾小管和集合管时，其中的一部分水和有用物质被重吸收回血；同时，肾小管与集合管的上皮细胞又分泌或排泄一些物质加入到肾小管中，最后形成终尿排出体外。

3. 影响肾小球滤过的因素　滤过膜、有效滤过压和肾血浆流量是肾小球滤过的基本条件，也是影响肾小球滤过的主要因素。

（1）滤过膜：滤过膜的通透性和滤过膜的面积变化都可以影响滤过。滤过膜的通透性一般主要影响尿的成分，即尿中是否有血细胞和蛋白质。滤过膜的面积减小，滤过率降低，造成少尿或无尿。

（2）有效滤过压的变化：影响肾小球毛细血管血压、囊内压或血浆胶体渗透压的因素都可使有效滤过压发生变化，从而影响肾小球滤过率。

（3）肾小球血浆流量的变化：血液流过肾小球时，血浆流量的增减，对其血浆胶体渗透压的升高和滤过率有很大影响。从入球端到出球端肾小球毛细血管全长的血压变化不大，囊内压变化也很小。但由于血浆水分和晶体物质被滤出，血浆胶体渗透压逐渐升高，有效滤过压逐渐降低，致滤过逐渐减少，甚至停止。肾血浆流量大时，则肾小球滤过率高；肾血浆流量减少，则肾小球滤过率就降低。

4. 影响肾小管和集合管重吸收的因素

（1）肾小管液中溶质的浓度　小管液中溶质浓度形成的渗透压，是对抗肾小管重吸收水分的力量。如果肾小管液中溶质浓度很高，渗透压增大，就会阻碍对水的吸收，使尿量增多。

（2）肾小球的滤过率　肾的近球小管的重吸收率与肾小球滤过率之间存在密切的关系。当肾小球滤过率增加时，近球小管的重吸收也增加；反之，前者减少时，后者也减少，也就是近球小管总是重吸收肾小球滤过率的 65%～70%，有利于尿量的稳定。

5. 抗利尿激素的主要生理作用　提高远曲小管和集合管上皮细胞对水的通透性从而促进水的重吸收，使尿液浓缩，尿量减少。

抗利尿激素的分泌调节如下：

（1）血浆晶体渗透压的改变　大量出汗、呕吐或腹泻→体内缺水→血浆晶体渗透压升高→渗透压感受器受刺激→抗利尿激素合成、释放增多→尿量减少。

（2）循环血量的改变　可以通过下面的两条途径进行调节：①循环血量减少→心房、胸腔大静脉的容量感受器→抗利尿激素合成释放增多→尿量减少。②循环血量增加→动脉血压升高→颈动脉窦、主动脉弓压力感受器→抗利尿激素合成释放减少→尿量增加。

6. 肾脏疾病时出现蛋白尿的机制：一方面是滤过膜机械屏障作用降低，以致部分大分子的血浆蛋白不能受阻而滤过。另一方面可能是滤过膜各层所覆盖的涎蛋白减少，静电屏障作用降低，使带电荷的血浆蛋白容易通过滤过膜而出现蛋白尿。

7. ①静脉快速推注 50% 的葡萄糖 5～10ml 后，由于大量葡萄糖进入血液，血糖浓度超过肾糖阈。大量的葡萄糖进入肾小管液中，使肾小管液的溶质浓度升高，渗透压升高，肾小管和集合管对水重吸收减少，尿量增多。②静脉快速推注大量生理盐水：由于大量生理盐水进入血液，首先是使血浆的胶体渗透压下降，有效滤过压增大，尿量增多；另一方面大量生理盐水进入机体使肾血浆流量增加也有利于尿的生成；最后因循环血量增多亦可以使尿量增多。

（杨艳梅　王晓宇）

第九章　感觉器官

一、课程标准

1. **学会**　感受器的生理特性；视近物时眼的调节；眼的折光异常；声波传入内耳的途径。
2. **说出**　视锥细胞、视杆细胞的特点；与视觉有关的几种生理现象。
3. **理解**　感受器、感觉器官的概念与分类；视锥细胞、视杆细胞的感光原理；外耳、中耳的功能；内耳的感音功能；前庭器官。

二、知识要点

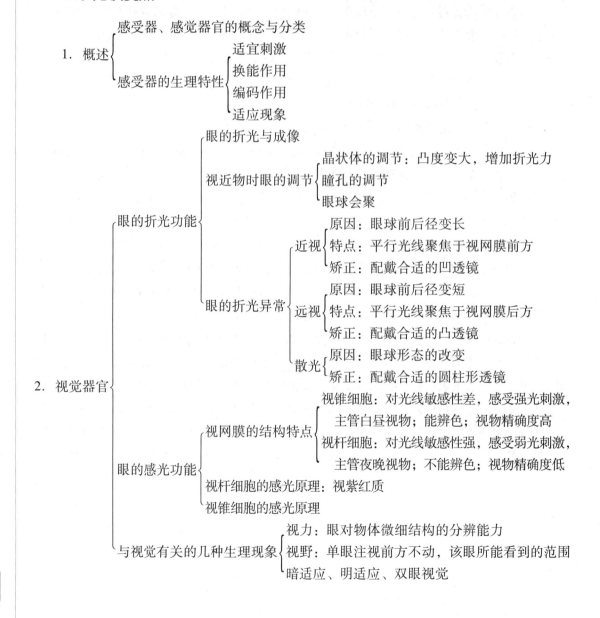

1. 概述
- 感受器、感觉器官的概念与分类
- 感受器的生理特性
  - 适宜刺激
  - 换能作用
  - 编码作用
  - 适应现象

2. 视觉器官
- 眼的折光功能
  - 眼的折光与成像
  - 视近物时眼的调节
    - 晶状体的调节：凸度变大，增加折光力
    - 瞳孔的调节
    - 眼球会聚
  - 眼的折光异常
    - 近视
      - 原因：眼球前后径变长
      - 特点：平行光线聚焦于视网膜前方
      - 矫正：配戴合适的凹透镜
    - 远视
      - 原因：眼球前后径变短
      - 特点：平行光线聚焦于视网膜后方
      - 矫正：配戴合适的凸透镜
    - 散光
      - 原因：眼球形态的改变
      - 矫正：配戴合适的圆柱形透镜
- 眼的感光功能
  - 视网膜的结构特点
    - 视锥细胞：对光线敏感性差，感受强光刺激，主管白昼视物；能辨色；视物精确度高
    - 视杆细胞：对光线敏感性强，感受弱光刺激，主管夜晚视物；不能辨色；视物精确度低
  - 视杆细胞的感光原理：视紫红质
  - 视锥细胞的感光原理
- 与视觉有关的几种生理现象
  - 视力：眼对物体微细结构的分辨能力
  - 视野：单眼注视前方不动，该眼所能看到的范围
  - 暗适应、明适应、双眼视觉

3. 听觉器官 ｛外耳、中耳的功能

声波传入内耳的途径 ｛气导 ｛主要途径：外耳道 - 鼓膜 - 听骨链 - 卵圆窗 - 内耳代偿途径

骨导

内耳的感音功能

三、复习思考题

（一）名词解释

1. 感受器 2. 近点 3. 瞳孔对光反射 4. 暗适应 5. 明适应 6. 视敏度 7. 视角 8. 视野

（二）填空

1. 视觉感受器是存在于视网膜上的 _____ 细胞和 _____ 细胞，适宜刺激是 _____。

2. 与视觉有直接关系的眼部结构包括 _____ 和 _____。

3. 视近物时，眼的调节包括 _____、_____ 及 _____，其中以 _____ 为主。

4. 晶状体的凸度越大，调节能力越 _____，近点 _____ 移。

5. 视近物时晶状体变 _____，视远物时晶状体变 _____。

6. 四十岁以上的人，晶状体弹性减退，近点 _____，因而看近物时视物不清称为 _____，宜佩戴 _____ 矫正。

7. 光照愈强，瞳孔愈 _____；光照愈弱，瞳孔愈 _____，称为 _____ 反射，其反射中枢在 _____。

8. 近视眼看远物时，物像落在视网膜之 _____；远视眼视近物时，物像落在视网膜之 _____。

9. 视网膜由外向内分为 4 层，依次是 _____、_____、_____、_____。

10. 在视网膜的 _____ 处有视神经穿过，此处无感光细胞，是生理学上的 _____，物像落在此处，看不到该物体。

11. 鸡、鸽视网膜上的感光细胞主要是 _____，老鼠、猫头鹰视网膜上的感光细胞主要是 _____。

12. 颜色辨别是由 _____ 完成的。

13. 视紫红质是一种由 _____ 和 _____ 组成的结合蛋白质，随光线强弱而发生变化，受强光照射时会发生 _____ 作用，在暗光下则会发生 _____ 作用。

14. 当血液中维生素 A 含量过低时，将影响视紫红质的合成，可引起 _____。

15. 明适应时间 _____，而暗适应时间相对 _____。

16. 绝大多数色盲是由 _____ 引起的。

17. 缺乏辨别某种颜色的能力称为 _____，对某种颜色辨别能力弱称为 _____。

18. 在同一光照条件下，白色视野最 _____，绿色视野最 _____。

19. 双眼视觉可以弥补单眼视野中的 _____ 缺损，扩大视野，并能产生 _____。

20. 听觉感受器是 _____，它位于耳蜗的 _____ 上。

21. 听骨链主要由三块听小骨组成，它们是＿＿＿＿＿＿＿＿。经过听骨链的传递，整个中耳的增压效应约为＿＿＿＿＿＿倍。

22. 咽鼓管的主要功能是＿＿＿＿＿＿，当吞咽或呵欠时＿＿＿＿。

23. 骨传导是指外界空气的振动，直接引起＿＿＿＿的振动，最终引起＿＿＿＿＿＿振动的传导途径。

24. 正常情况下，声波传入内耳的途径有两条，即＿＿＿和＿＿＿，以＿＿＿为主。

25. 行波学说认为耳蜗的底部感受＿＿＿＿声波，耳蜗的顶部感受＿＿＿＿声波。

26. 感音性耳聋的＿＿＿＿导与＿＿＿导同样受损。

27. 声波刺激引起耳蜗产生＿＿＿＿电位，再由它引起听神经兴奋。

28. 听骨链硬化可导致＿＿＿＿性耳聋，耳蜗病变将导致＿＿＿＿性耳聋。

29. 前庭器官包括＿＿＿＿＿、＿＿＿＿＿和＿＿＿＿＿三部分。

30. 前庭器官的感受细胞称为＿＿＿＿。

（三）判断题

1. 当感受器受刺激时，刺激虽在持续，但其传入冲动频率已开始下降的现象，称为抑制。

2. 视近物时瞳孔缩小，此反射中枢在大脑皮质。

3. 晶状体形状的改变是一种神经反射。

4. 当悬韧带放松时可使晶状体曲度增大。

5. 视近物时会出现眼轴变短。

6. 阿托品可使瞳孔扩大。

7. 远视眼的近点较远。

8. 散光眼是指平行光线不能同时聚焦于视网膜的非正视眼。

9. 缺乏维生素 A 将引起色盲。

10. 视杆细胞的感光色素是视紫红质。

11. 暗适应实际上是眼对光敏感性逐渐提高的过程，主要与视锥细胞中感光色素的合成增加有关。

12. 在同一光照条件下，正常人的视野一般鼻侧较大，颞侧较小。

13. 耳蜗基底部感受低频声波。

14. 把震动着的音叉置于颅骨中线处，患耳感觉声音更响，说明是传音性耳聋。

15. 人体在匀速旋转过程中，半规管的壶腹嵴受刺激，引起机体产生反应。

（四）选择题

[A 型题]

1. 下列不属于感受器生理特性的是（　）

　　A. 适宜刺激　　　　　　B. 特异性　　　　　　C. 换能作用

　　D. 适应现象　　　　　　E. 编码作用

2. 下列关于感受器生理特性的描述，哪项是错误的（　）

　　A. 对适宜刺激敏感　　　B. 多具有辅助结构　　C. 均不易适应

　　D. 均有换能作用　　　　E. 具有编码作用

3. 折光系统中，最主要的折光发生在（　）

　　A. 角膜　　　　　　　　B. 房水　　　　　　　C. 晶状体

D. 玻璃体　　　　　　　　E. 睫状肌

4. 在折光系统中起主要作用的是（　　）

　　A. 角膜　　　　　　　　B. 房水　　　　　　　　C. 玻璃体

　　D. 晶状体　　　　　　　E. 虹膜

5. 晶状体的调节能力主要取决于（　　）

　　A. 晶状体的弹性　　　　B. 角膜的曲率　　　　　C. 玻璃体的直径

　　D. 视角的大小　　　　　E. 瞳孔的大小

6. 视近物时眼的调节是（　　）

　　A. 晶状体变扁平，瞳孔散大，两眼会聚

　　B. 晶状体变凸，瞳孔散大，两眼会聚

　　C. 晶状体变扁平，瞳孔缩小，两眼会聚

　　D. 晶状体变凸，瞳孔缩小，两眼会聚

　　E. 晶状体不需要调节，就能看清物体

7. 眼球前后径正常的人，眼的近点愈近，说明其（　　）

　　A. 角膜愈呈球形　　　　B. 晶状体弹性愈好　　　C. 缩瞳能力愈强

　　D. 双眼球会聚能力愈强　E. 对光反应能力愈强

8. 人眼的近点表示（　　）

　　A. 视力　　　　　　　　B. 眼的折光能力　　　　C. 眼的调节能力

　　D. 视杆细胞的功能　　　E. 视锥细胞的功能

9. 老视眼产生的原因是（　　）

　　A. 晶状体的弹性减退　　B. 晶状体的弹性增强　　C. 眼球的前后径增大

　　D. 眼球的前后径变小　　E. 角膜损伤

10. 老花眼的叙述，错误的是（　　）

　　A. 晶状体弹性减退　　　B. 随着年龄增长日益加重　C. 多见于 40 岁以上的人

　　D. 用适宜凸透镜矫正　　E. 眼球的前后径变长

11. 瞳孔对光反射中枢位于（　　）

　　A. 大脑皮质　　　　　　B. 丘脑下部　　　　　　C. 中脑

　　D. 脑桥　　　　　　　　E. 延髓

12. 瞳孔对光反射的意义是（　　）

　　A. 了解眼的折光能力

　　B. 了解眼的感光能力

　　C. 了解瞳孔的收缩能力及晶状体的弹性

　　D. 了解中枢神经系统功能状态或麻醉的深浅度

　　E. 了解色觉功能

13. 正前方的物体从远处移向眼前时，为使其在视网膜上成像，两眼视轴均向鼻侧靠近，这称为（　　）

　　A. 辐辏　　　　　　　　B. 分散　　　　　　　　C. 共轭运动

　　D. 调节反射　　　　　　E. 适应

14. 平行光线聚焦于视网膜之后的是（　　）

A. 远视眼   B. 近视眼   C. 散光眼

D. 老视眼   E. 青光眼

15. 需用凹透镜矫正的折光异常是（ ）

     A. 老花眼   B. 近视眼   C. 远视眼

     D. 散光   E. 斜视

16. 近视眼与正视眼相比，前者的特点是（ ）

     A. 近点变近，远点变远   B. 近点变远，远点变近   C. 近点、远点都变近

     D. 近点、远点都变远   E. 以上都错误

17. 关于远视眼的叙述，错误的是（ ）

     A. 眼球前后径过短   B. 物像聚焦在视网膜后   C. 易疲劳

     D. 需佩戴适宜的凸透镜矫正   E. 近点近移

18. 散光的原因主要是（ ）

     A. 眼球前后径异常   B. 晶状体折光异常   C. 玻璃体折光异常

     D. 角膜经纬曲率不一致   E. 房水减少

19. 近视的原因主要是由于眼球的（ ）

     A. 前后径过短，物像在视网膜之前

     B. 前后径过短，物像在视网膜之后

     C. 前后径过长，物像在视网膜之前

     D. 前后径过长，物像在视网膜之后

     E. 折光系统折光力减弱

20. 视网膜上无视杆细胞而全部是视锥细胞的区域是（ ）

     A. 视盘   B. 视网膜周边部   C. 中央凹

     D. 中央凹周边部   E. 盲点

21. 下列关于视锥细胞的叙述，哪项是错误的（ ）

     A. 外段的形态与视杆细胞不同

     B. 外段的感光色素为视紫红质

     C. 不能产生动作电位

     D. 能产生感受器电位

     E. 有三种不同的视锥色素

22. 能分辨颜色，对光的敏感性差的是（ ）

     A. 视锥细胞   B. 视杆细胞   C. 单极细胞

     D. 神经节细胞   E. 小锥体细胞

23. 能分辨颜色，视物精确度高的感光细胞是（ ）

     A. 单极细胞   B. 神经节细胞   C. 视锥细胞

     D. 视杆细胞   E. 假单极细胞

24. 视杆细胞所含的感光物质是（ ）

     A. 视紫红质   B. 视黄醛   C. 视蛋白

     D. 维生素 A   E. 色素

25. 视紫红质的合成需要（ ）

A. 维生素 A　　　　　　B. 维生素 B　　　　　　C. 维生素 C

D. 维生素 D　　　　　　E. 维生素 E

26. 视黄醛可由下列哪种物质转变而来（　）

A. 维生素 D　　　　　　B. 维生素 E　　　　　　C. 维生素 A

D. 维生素 K　　　　　　E. 维生素 C

27. 下列关于视紫红质的描述，哪项是错误的（　）

A. 分解、合成为可逆反应

B. 血中维生素 A 缺乏，合成减少

C. 为视蛋白与视黄醛的结合物

D. 为视锥细胞的感光色素

E. 为视杆细胞的感光色素

28. 夜盲症是由于缺乏（　）

A. 维生素 A　　　　　　B. 维生素 B　　　　　　C. 维生素 C

D. 维生素 D　　　　　　E. 叶酸

29. 维生素 A 长期缺乏会引起（　）

A. 色盲　　　　　　　　B. 色弱　　　　　　　　C. 老视

D. 近视　　　　　　　　E. 夜盲症

30. 暗适应的过程主要反映（　）

A. 视紫红质的合成过程

B. 视紫红质对光敏感性降低的过程

C. 视锥细胞感光色素合成过程

D. 视锥细胞对暗光敏感性增强的过程

E. 视紫红质的分解过程

31. 明适应的产生机制是（　）

A. 维生素 A 的供应需要一个过程

B. 视紫红质的合成需要一个过程

C. 视紫蓝质大量分解而减少的过程

D. 视紫红质大量分解而减少的过程

E. 视紫红质合成与分解的动态平衡

32. 下列有关视敏度的叙述，哪一项是错误的（　）

A. 视敏度也称视力

B. 视力 =1/ 视角

C. 视敏度与中央凹视锥细胞直径有关

D. 视敏度与视觉中枢分辨能力有关

E. 视敏度与视锥细胞的功能有关

33. 人单眼视野最大的颜色是（　）

A. 红色　　　　　　　　B. 绿色　　　　　　　　C. 黄色

D. 蓝色　　　　　　　　E. 白色

34. 视野范围最小的颜色（　）

A. 红色   B. 绿色   C. 黄色

D. 蓝色   E. 白色

35. 下列叙述中与双眼视觉无关的是（   ）

    A. 弥补视野中的盲点

    B. 产生立体视觉

    C. 增强辨色能力

    D. 增强对物体距离判断的准确性

    E. 两眼视网膜对称点上各形成一个完整的物像

36. 能感受声波刺激的是（   ）

    A. 鼓膜   B. 卵圆窗膜   C. 前庭

    D. 半规管   E. 柯蒂器

37. 声波传导的主要途径是（   ）

    A. 外耳道—鼓膜—听骨链—卵圆窗—内耳

    B. 外耳道—鼓膜—鼓室—圆窗—内耳

    C. 咽鼓管—鼓室—内耳

    D. 颅骨—内耳

    E. 外耳道—鼓膜—鼓室—卵圆窗—内耳

38. 听骨链的作用是使声波（   ）

    A. 压强增大，振幅减小   B. 压强增大，振幅增大   C. 压强减小，振幅增大

    D. 压强减小，振幅减小   E. 压强增大，振幅不变

39. 声波传导途径中，起减幅增压效应的结构是（   ）

    A. 听骨链   B. 卵圆窗   C. 耳蜗

    D. 外耳道   E. 鼓膜

40. 声波传导效能最大的结构是（   ）

    A. 颅骨   B. 鼓膜   C. 听骨链

    D. 外耳道   E. 外淋巴液

41. 飞机上升和下降时，服务员向乘客递送糖果，使乘客做吞咽动作，其生理意义在于调节（   ）

    A. 基底膜两侧的压力平衡

    B. 前庭膜两侧的压力平衡

    C. 鼓室与大气之间的压力平衡

    D. 中耳与内耳之间的压力平衡

    E. 前庭器官的功能

［B 型题］

（42~46 题共用备选答案）

    A. 远视眼   B. 近视眼   C. 散光眼

    D. 老视眼   E. 青光眼

42. 平行光线聚焦于视网膜之前的是（   ）

43. 由于年龄原因，晶状体的弹性减退，近点远移的是（   ）

44. 眼球前后经过短，物像落在视网膜以后的眼是（　　）

45. 用圆柱形透镜矫正的眼是（　　）

（46～50 题共用备选答案）

  A. 视锥细胞   B. 视杆细胞   C. 耳蜗

  D. 前庭   E. 半规管

46. 听觉感受器是（　　）

47. 感受直线变速刺激的是（　　）

48. 感受旋转变速刺激的是（　　）

49. 感受强光刺激的是（　　）

50. 感受弱光刺激的是（　　）

［X 型题］

51. 关于视近物时晶状体的调节过程，错误的有（　　）

  A. 睫状肌收缩

  B. 睫状小带被拉紧

  C. 晶状体曲率减少

  D. 晶状体的折光能力增强

  E. 将近处辐散光线聚焦在视网膜上

52. 眼视近物时的调节过程包括（　　）

  A. 瞳孔缩小   B. 瞳孔扩大   C. 晶状体变凸

  D. 视轴会聚   E. 眼裂增大

53. 瞳孔近反射的生理意义是（　　）

  A. 减少进入眼内的光线量

  B. 增加进入眼内的光线量

  C. 减少折光系统的球面像差和色像差

  D. 增加折光系统的球面像差和色像差

  E. 使视网膜上形成更清晰的像

54. 老花眼（　　）

  A. 视远物不清   B. 视近物不清   C. 看远物和正常眼无异

  D. 主要为眼球前后径改变 E. 晶状体弹性降低

55. 近视眼与正视眼相比，前者的（　　）

  A. 近点变远   B. 近点变近   C. 远点变近

  D. 远点变远   E. 远点不变

56. 视杆细胞的特点是（　　）

  A. 感受弱光   B. 对物体的分辨力强 C. 不能感受色光

  D. 与色盲的发生有关 E. 密集于视网膜中央凹

57. 双眼视觉的特点是（　　）

  A. 扩大视野   B. 扩大生理盲点 C. 形成立体视觉

  D. 增强明适应   E. 不利于判断物体的距离

58. 临床上较多见的色盲是（　　）

     A. 红色盲   B. 黄色盲   C. 绿色盲

     D. 蓝色盲   E. 全色盲

59. 颜色视野的特点是（　　）

     A. 红色最大   B. 红色最小   C. 白色最大

     D. 绿色最小   E. 蓝色最小

60. 传音性耳聋是（　　）

     A. 由外耳道或中耳病变引起

     B. 由耳蜗病变引起

     C. 气导大于骨导

     D. 骨导大于气导

     E. 气导与骨导均受损

（五）问答题

1. 感受器的一般生理特性是什么？

2. 正常人眼视 6m 以内的近物时，主要依靠什么调节？如何调节？

3. 眼的折光异常有哪几类？各类的产生原因是什么？如何矫正？

4. 视锥细胞、视杆细胞的分布和功能各有何特点？

5. 简述声音传入内耳的途径。

四、参考答案

（一）名词解释

1. 专门感受机体内、外环境变化的结构或装置。

2. 是指眼在尽最大能力调节时所能看清物体的最近距离。

3. 用不同强度的光线照射瞳孔时，瞳孔的大小随光线的强弱而变化。

4. 是指从亮处突然进入暗处时视力逐渐恢复，即视敏度逐渐提高的现象。

5. 是指从暗处突然进入亮处时视力逐渐恢复的现象。

6. 也称视力，是指眼能分辨物体两点间最小距离的能力，也就是眼分辨物体细微结构的最大能力。

7. 物体上两点发出的光线射入眼球后，在节点上相交时形成的夹角。

8. 单眼固定注视正前方一点不动时，该眼所能看到的空间范围。

（二）填空题

1. 视锥　视杆　波长为 380～760nm 的可见光

2. 折光系统　感光系统

3. 晶状体的调节　瞳孔的调节　眼球会聚　晶状体的调节

4. 强　近

5. 凸　扁平

6. 远移　老视眼　凸透镜

7. 小　大　瞳孔对光　中脑

8. 前　后

9. 色素细胞层　感光细胞层　双极细胞层　神经节细胞层

10. 视乳头　盲点

11. 视锥细胞　视杆细胞

12. 视锥细胞

13. 视蛋白　视黄醛　分解　合成

14. 夜盲症

15. 短　长

16. 遗传因素

17. 色盲　色弱

18. 大　小

19. 盲区　立体感

20. 螺旋器　基底膜

21. 锤骨，砧骨，镫骨　22. 4

22. 调节鼓室内压力以维持鼓膜两侧气压平衡，平时处于闭合状态　开放

23. 颅骨　耳蜗内淋巴

24. 气导　骨导　气导

25. 高频　低频

26. 气　骨

27. 微音器电位

28. 传音　感音

29. 椭圆囊　球囊　半规管

30. 毛细胞

（三）判断题

1. ×　2. ×　3. √　4. √　5. ×　6. √　7. √　8. √　9. ×　10. √　11. ×

12. ×　13. ×　14. √　15. √

（四）选择题

1. B　2. C　3. A　4. D　5. A　6. D　7. B　8. C　9. A　10. E　11. C　12. D　13. A

14. A　15. B　16. C　17. E　18. D　19. C　20. C　21. B　22. A　23. C　24. A　25. A

26. C　27. D　28. A　29. E　30. A　31. D　32. C　33. E　34. B　35. C　36. E　37. A

38. A　39. A　40. C　41. C　42. B　43. D　44. A　45. C　46. C　47. D　48. E　49. A

50. B　51. BC　52. ACD　53. ACE　54. BCE　55. BC　56. AC　57. AC　58. AC　59. CD

60. AD

（五）问答题

1. 感受器的一般生理特性是：适宜刺激、换能作用、适应现象、编码作用。

2. 正常人眼视 6m 以内的近物时，主要靠晶状体的调节。视近物时，可反射性地引起动眼神经的副交感神经兴奋，睫状肌收缩，睫状小带松弛，晶状体弹性回位而变凸，折光力增强，使近物发出的辐散光线聚焦在视网膜上，形成一清晰的物象。

3. 眼的折光异常有三类：远视眼、近视眼、散光眼。

（1）近视眼是由于眼球前后径变长或折光系统折光力过强引起，物象落在视网膜之前，可佩戴凹透镜矫正。

（2）远视眼是由于眼球前后径变短或折光系统折光力过弱引起，物象落在视网膜之后，可佩戴凸透镜矫正。

（3）散光眼是由于眼球折光面在不同方位上的折光力不一致引起，光线不能聚焦在视网膜上，可佩戴合适的圆柱形透镜矫正。

4. 视锥细胞主要分布在视网膜中央部分，中央凹处几乎全部是视锥细胞；其特点为对光敏感性差、司昼光觉、能分辨颜色、视物精确度高。视杆细胞主要是分布在视网膜的边缘，其特点为对光敏感性强、司暗光觉、不能分辨颜色、视物精确度低。

5. 声波传入内耳的途径有两条

（1）气导：声波→外耳道→鼓膜→听骨链→前庭窗→内耳

（2）骨导：声波→颅骨→耳蜗管壁→内耳

在正常情况下，声波的空气传导效应大于骨传导。

（顾　宇　李淑贞）

第十章　神经系统的功能

一、课程标准

1. 学会　突触的概念、分类及中枢传递兴奋的过程及特点；两种感觉投射系统的组成、特点及其功能；牵张反射的概念、类型及其意义；神经递质与受体的概念、分类及其作用；胆碱能和肾上腺素能神经纤维的概念、递质、受体和功能；内脏痛的特征、牵涉痛的概念。

2. 说出　中枢抑制的类型及兴奋性突触和抑制性突触的机制；自主神经的结构与功能特征及其对内脏活动的调节；神经反射活动的规律，反射弧，中枢神经元的联系方式；大脑皮质感觉区和运动区的定位及其功能特征；小脑对躯体运动的调节；神经纤维、中枢传导兴奋的特点。

3. 理解　低位脑干和下丘脑对内脏活动的调节；非化学性突触传递和电突触传递；脑的高级神经活动和脑电活动；两种睡眠时相的特点及其意义。

二、知识要点

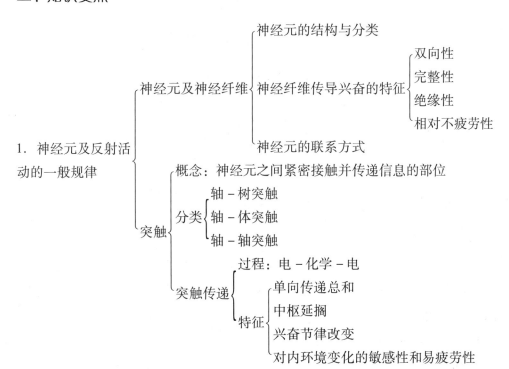

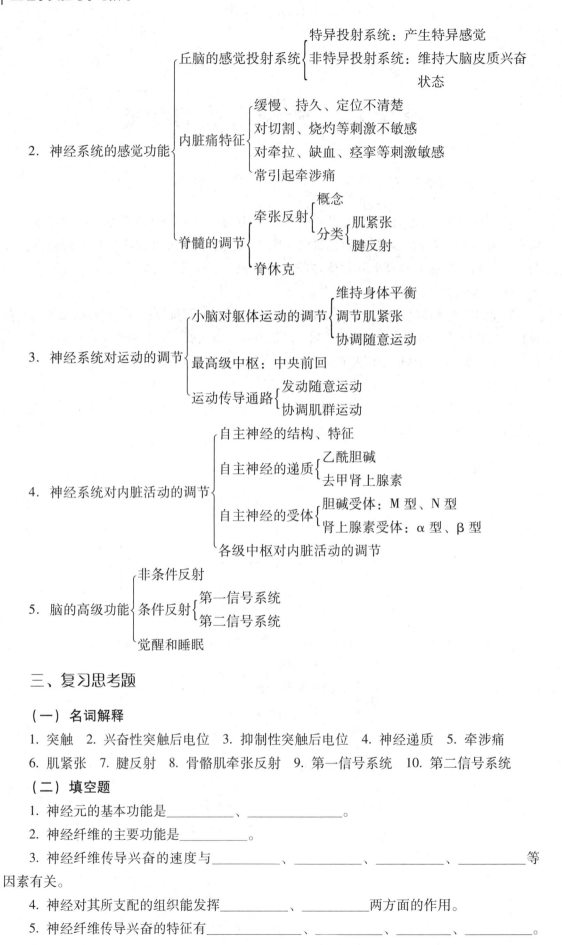

2. 神经系统的感觉功能
- 丘脑的感觉投射系统
  - 特异投射系统：产生特异感觉
  - 非特异投射系统：维持大脑皮质兴奋状态
- 内脏痛特征
  - 缓慢、持久、定位不清楚
  - 对切割、烧灼等刺激不敏感
  - 对牵拉、缺血、痉挛等刺激敏感
  - 常引起牵涉痛
- 脊髓的调节
  - 牵张反射
    - 概念
    - 分类
      - 肌紧张
      - 腱反射
  - 脊休克

3. 神经系统对运动的调节
- 小脑对躯体运动的调节
  - 维持身体平衡
  - 调节肌紧张
  - 协调随意运动
- 最高级中枢：中央前回
- 运动传导通路
  - 发动随意运动
  - 协调肌群运动

4. 神经系统对内脏活动的调节
- 自主神经的结构、特征
- 自主神经的递质
  - 乙酰胆碱
  - 去甲肾上腺素
- 自主神经的受体
  - 胆碱受体：M 型、N 型
  - 肾上腺素受体：α 型、β 型
- 各级中枢对内脏活动的调节

5. 脑的高级功能
- 非条件反射
- 条件反射
  - 第一信号系统
  - 第二信号系统
- 觉醒和睡眠

三、复习思考题

（一）名词解释

1. 突触　2. 兴奋性突触后电位　3. 抑制性突触后电位　4. 神经递质　5. 牵涉痛

6. 肌紧张　7. 腱反射　8. 骨骼肌牵张反射　9. 第一信号系统　10. 第二信号系统

（二）填空题

1. 神经元的基本功能是_____、_____。

2. 神经纤维的主要功能是_____。

3. 神经纤维传导兴奋的速度与_____、_____、_____、_____等因素有关。

4. 神经对其所支配的组织能发挥_____、_____两方面的作用。

5. 神经纤维传导兴奋的特征有_____、_____、_____、_____。

6. 神经元之间信息传递的方式主要有_____、_____、_____。

7. 经典的突触由_____、_____、_____三部分组成。

8. 电突触传递的结构基础是_____，该处传递一般是_____，其传递速度_____。

9. 突触后电位（EPSP）的产生机制是兴奋至轴突末梢，使_____内流，_____释放_____至突触间隙，与_____结合。

10. EPSP 的产生是由于突触后膜对_____和_____的通透性增加，尤其是对_____的通透性增加，从而导致细胞膜的局部_____。

11. IPSP 的产生主要是由于突触后膜对_____的通透性增加，从而导致突触后膜出现_____。

12. 抑制性突触后电位（IPSP）的产生机制与 EPSP 的区别在于突触前膜释放_____性递质。

13. 突触后抑制可分_____、_____两类。

14. 突触前抑制是突触前膜兴奋性递质释放量_____，EPSP 幅度变_____而使突触后神经元抑制，该抑制多见于_____。

15. 兴奋在中枢传播的特征有_____、_____、_____、_____、_____。

16. 中枢神经元间有_____、_____、_____、_____等联系方式。

17. 中枢抑制包括_____、_____。

18. 交感神经节前纤维末梢释放的递质是_____，大部分交感神经节后纤维末梢释放的递质是_____。

19. N 受体的阻断剂是_____，α 受体的阻断剂是_____，β 受体的阻断剂是_____。

20. 胆碱受体可分_____、_____两大类。

21. _____称肾上腺素能纤维；肾上腺素能受体可分_____和_____两大类。

22. 外周神经递质主要有_____、_____两种类型。

23. 大脑皮质听觉代表区位于_____、_____。

24. 内脏痛对_____、_____、_____等刺激敏感，而对_____、_____等刺激不敏感。

25. 骨骼肌的牵张反射分为_____和_____两种类型。

26. 屈肌反射具有_____意义。

27. 肌紧张的生理意义在于_____。

28. 帕金森病的发生机制与_____的病变有关。

29. 前庭小脑袋主要功能是_____；脊髓小脑的主要功能是_____；皮质小脑的主要功能是_____。

30. 动物在中脑上、下丘之间横断脑干后，出现_____肌紧张性亢进的现象，称为_____。

31. 帕金森病病因是双侧_____病变，_____能神经元变性受损；亨廷顿病病因是双侧_____病变，_____能神经元变性或遗传性缺损。

32. 根据小脑的传入、传出纤维联系，可将小脑分为_____、_____和_____三个功能部分。其中_____的主要功能是控制躯体平衡和眼球运动。

33. 自主神经系统的功能主要在于调节_____、_____和_____的活动。

34. 自主神经系统的主要递质是_____和_____。

35. 下丘脑被认为是较高级的内脏活动调节中枢，具有调节_____、_____、_____、_____、_____等生理活动功能。

36. 人类的语言文字是一种_____反射刺激信号，能对这些刺激信号发生反应的皮质功能系统称_____。

37. 按频率快慢将脑电图分为_____、_____、_____和_____四种波形。

38. 睡眠是由交替出现的两种时相组成，这两种时相分别称为_____和_____。

39. 学习的形式可分为_____和_____两种。

40. 人类的记忆过程可细分为四个阶段，即_____、_____、_____和_____。

（三）判断题

1. 神经纤维传导兴奋是双向性的。

2. 神经突触后电位可以总和。

3. 用递质拟似剂或受体阻断剂能加强或阻断该递质的突触传递作用。

4. 合成的递质贮存于突触小泡内，兴奋冲动到达神经末梢时，小泡内递质能释放入突触间隙。

5. 兴奋在中枢的扩布是双向的。

6. 丘脑特异性投射系统弥散投射到大脑皮质。

7. 脑干网状上行激动系统不产生特定感觉。

8. 内脏痛具有快痛性质。

9. 内脏对烧灼、切割等刺激不敏感。

10. 一个运动神经元及其末梢所支配的全部肌纤维为运动单位。

11. 快速叩击肌腱时，刺激游离神经末梢引起牵张反射。

12. 动物进化程度越高，脊休克恢复速度越慢。

13. 尾核受损可导致震颤性麻痹。

14. 基底神经节可调节躯体平衡。

15. 交感神经的作用包括使心跳加快加强。

16. 副交感神经系统的活动一般比较广泛，常以整个系统参与反应。

17. 交感神经节后纤维的递质是 5 - 羟色胺。

18. 心脏单一接受交感神经支配。

19. 动物能形成条件反射。

20. 第二信号是对现实抽象信号发生反应的大脑皮质功能系统。

21. 异相睡眠唤醒阈提高。

22. 异相睡眠时生长激素分泌明显升高。

23. 睡眠中脑电波都是低频波。

24. 慢波睡眠生长激素分泌增多，有利于恢复体力和促进机体生长。

25. 优势半球是在后天生活实践中形成的。

（四）选择题

［A 型题］

1. 神经纤维的兴奋传导特征不包括（　　）

    A. 完整性　　　　　　　　B. 双向性　　　　　　　　C. 绝缘性

    D. 相对不疲劳性　　　　　E. 后发放

2. 哺乳类动物神经元之间主要通过哪种机制来传递信息的（　　）

    A. 电传递　　　　　　　　B. 化学传递　　　　　　　C. 分子传递

    D. 激素　　　　　　　　　E. 受体

3. 影响突触前神经元释放递质的主要离子是（　　）

    A. Na^+　　　　　　　　　B. K^+　　　　　　　　　C. Ca^{2+}

    D. Cl^-　　　　　　　　　E. Mg^{2+}

4. 关于细胞间兴奋的化学传递特点的叙述，以下哪项是错误的（　　）

    A. 主要通过化学递质　　　B. 不需要 Ca^{2+} 参与　　　C. 兴奋呈单向传递

    D. 有中枢延搁　　　　　　E. 易受药物和其他因素的影响

5. 突触传递的兴奋效应表现为（　　）

    A. 突触前膜去极化　　　　B. 突触后膜去极化　　　　C. 突触前膜超极化

    D. 突触后膜超极化　　　　E. 以上都不对

6. 关于兴奋突触传递的叙述，哪一项是错误的（　　）

    A. 突触前轴突末梢去极化

    B. Ca^{2+} 由膜外进入突触前膜内

    C. 突触小泡释放递质，并与突触后膜受体结合

    D. 突触后膜对 Na^+、K^+、Ca^{2+}，特别是对 K^+ 的通透性升高

    E. 突触后膜电位去极化达阈值时，引起突触后神经元产生动作电位

7. 抑制性突触后电位的变化是呈现（　　）

    A. 极化　　　　　　　　　B. 去极化　　　　　　　　C. 超极化

    D. 反极化　　　　　　　　E. 复极化

8. 终板电位的特点是（　　）

    A. 具有全或无性质　　　　　B. 有不应期　　　　　　C. 不易受药物影响

    D. 其幅度与递质释放量成正比 E. 可向远处传导

9. 抑制性突触后电位的产生过程不包括（　　）

    A. 突触前膜的预先去极化

    B. 突触后膜超极化

    C. 突触后膜的兴奋性降低

    D. 抑制性中间神经元兴奋

    E. 有抑制性神经递质的释放

10. 关于兴奋在中枢传布的特征，错误的是（　　）

    A. 传导迅速　　　　　　　B. 单向传递　　　　　　　C. 总和

    D. 后放　　　　　　　　　E. 易疲劳

11. 在中枢神经系统，神经元间兴奋的传递特征中，下列哪一项是正确的（　　）

    A. 绝缘性   B. 双向性   C. 时间延搁

    D. 完整性   E. 相对不疲劳

12. 在反射弧中最易疲劳的部位是（　　）

    A. 感受器   B. 传入神经   C. 中枢

    D. 传出神经   E. 效应器

13. 突触前抑制的产生是由于（　　）

    A. 突触前膜的预先超极化   B. 突触前膜的预先去极化

    C. 突触前抑制性递质释放过多   D. 突触后膜的兴奋性降低

    E. 突触后膜的超极化

14. 突触前抑制的结构基础是（　　）

    A. 轴 – 轴突触   B. 轴 – 体突触   C. 轴 – 树突触

    D. 电突触   E. 以上都不是

15. 下列判定神经递质的条件中，哪种是不正确的（　　）

    A. 突触前神经元能合成该递质

    B. 合成的递质贮存于突触小泡内，兴奋冲动到达神经末梢时，小泡内递质能释放
    入突触间隙

    C. 递质可与突触后膜受体结合而发挥生理作用，并可被相应的酶破坏或被回收

    D. 用递质拟似剂或受体阻断剂能加强或阻断该递质的突触传递作用

    E. 突触前神经末梢只能释放一种递质

16. 交感神经节后纤维的递质是（　　）

    A. 乙酰胆碱   B. 去甲肾上腺素   C. 多巴胺

    D. 去甲肾上腺素或乙酰胆碱   E. 5 – 羟色胺

17. 不属于胆碱能纤维的是（　　）

    A. 交感神经节前纤维   B. 副交感神经节前纤维

    C. 支配心脏的交感神经节后纤维   D. 副交感神经节后纤维

    E. 支配骨骼肌的神经

18. 阿替洛尔阻断的受体是（　　）

    A. α 受体   B. β_1 受体   C. β_2 受体

    D. M 受体   E. N 受体

19. 阿托品阻断的受体是（　　）

    A. α 受体   B. β_1 受体   C. β_2 受体

    D. M 受体   E. N 受体

20. 胆碱能 N 受体的阻断剂是（　　）

    A. 十烃季胺   B. 六烃季胺   C. 筒箭毒

    D. 阿托品   E. 酚妥拉明

21. 神经 – 肌肉接头处的神经递质和阻断剂分别是（　　）

    A. 肾上腺素，酚妥拉明   B. 乙酰胆碱，阿托品   C. 乙酰胆碱，箭毒碱

    D. 多巴胺，四乙基胺   E. 去甲肾上腺素，普萘洛尔

22. 能产生兴奋总和效应的神经元联系方式为（　　）

A. 聚合式　　　　　　　　B. 辐散式　　　　　　　　C. 环式

D. 链锁式　　　　　　　　E. 以上都不是

23. 反射活动后发放现象的结构基础是神经元之间的（　　）

A. 链锁状联系　　　　　　B. 环状联系　　　　　　　C. 辐散式联系

D. 聚合式联系　　　　　　E. 侧支式联系

24. 特异性投射系统的作用是（　　）

A. 只产生特异感觉　　　　　　B. 只能触发皮质发出冲动

C. 不能激发皮质发出冲动　　　D. 维持皮质兴奋性

E. 产生特异感觉并激发皮质发出冲动

25. 对丘脑特异性投射系统的叙述，下列哪项是错误的（　　）

A. 投射至皮质特定感觉区，有点对点的关系

B. 引起特定的感觉

C. 主要终止于中央后回的第四层

D. 阈下兴奋易于总和产生扩布性兴奋

E. 切断特异传统通路的动物将出现昏睡

26. 关于感觉的非特异投射系统的叙述，正确的是（　　）

A. 通过三级神经元接替

B. 传入冲动经脊髓和脑干上行至丘脑感觉接替核

C. 由丘脑投射到大脑皮质的特定感觉区

D. 其功能是维持和改变大脑皮质的兴奋性

E. 产生特定感觉

27. 大脑皮质第一体感区的功能特征不包括（　　）

A. 位于中央后回

B. 代表区的大小与体表部位的面积大小有关

C. 上行感觉纤维交叉投射

D. 投射区的总体安排是倒置的

E. 头面部代表区的内部安排是正立的

28. 对脑干网状上行激动系统不正确的叙述是（　　）

A. 维持和改变大脑皮质的兴奋状态

B. 也受特异投射系统影响

C. 是一个多突触接替的上行系统

D. 不易受药物的影响

E. 不产生特定感觉

29. 巴比妥类催眠是阻断了（　　）

A. 特异性投射系统　　　　B. 非特异性投射系统　　　C. 锥体系统

D. 锥体外系　　　　　　　E. 大脑边缘系统

30. 人类感觉分析的最高级中枢在（　　）

A. 脊髓　　　　　　　　　B. 延髓　　　　　　　　　C. 丘脑

D. 大脑皮质　　　　　　　E. 中脑

31. 视觉投射区位于（ ）

    A. 中央前回   B. 中央后回   C. 枕叶

    D. 颞叶   E. 顶叶

32. 牵涉痛的临床意义是（ ）

    A. 判断病因   B. 判断预后   C. 了解内脏痛的程度

    D. 了解内脏痛的性质   E. 协助内脏疾病的早期诊断

33. 运动单位是指（ ）

    A. 一个运动神经元

    B. 一组具有相同功能的运动神经元群

    C. 一组可产生某一动作的肌肉群

    D. 一个 α 运动神经元及其末梢所支配的全部肌纤维

    E. 支配同一肌肉的全部神经纤维

34. γ 运动神经元的功能是（ ）

    A. 发动牵张发射

    B. 直接支配梭外肌纤维使其收缩

    C. 使肌梭在肌肉收缩时放电停止

    D. 直接控制 a 运动神经元

    E. 使肌梭感受器处于敏感状态

35. 当 α 运动神经元传出冲动增加时，可使（ ）

    A. 肌梭传入冲动增加   B. 梭外肌收缩   C. 梭内肌收缩

    D. 梭外肌和梭内肌同时收缩   E. γ 运动神经元传出冲动增多

36. 当 γ 运动神经元的传出冲动增加时，可使（ ）

    A. 肌梭传入冲动减少   B. α 运动神经元传出冲动减少   C. 牵张反射加强

    D. 梭外肌收缩   E. 梭内肌舒张

37. 脊髓运动神经元兴奋时，首先产生扩布性动作电位的部位是（ ）

    A. 树突   B. 胞体   C. 轴突始段

    D. 轴丘   E. 轴突末梢

38. 躯体运动最基本的反射中枢在（ ）

    A. 脊髓   B. 延髓   C. 中脑

    D. 下丘脑   E. 大脑皮质

39. 人体的姿势维持是靠（ ）

    A. 骨骼肌的舒张   B. 骨骼肌的收缩   C. 腱反射

    D. 牵张反射   E. 肌紧张

40. 屈反射的生理意义是（ ）

    A. 维持骨骼肌长度   B. 防御意义   C. 维持骨骼肌的力量

    D. 维持姿势   E. 调节肌紧张

41. 牵张反射使（ ）

    A. 受牵拉的肌肉发生收缩

    B. 同一关节的协同肌发生抑制

    C. 同一关节的拮抗肌发生兴奋

    D. 其他关系的肌肉也同时发生收缩

    E. 伸肌和屈肌均收缩

42. 产生脊休克的原因是（　　）

    A. 血压过低　　　　　　B. 传入神经受损　　　　　C. 传出神经受损

    D. 高位中枢受损　　　　E. 脊髓突然失去了高位中枢的易化作用

43. 关于脊髓休克的下列论述，哪一项是错误的（　　）

    A. 脊髓突然被横断后，断面以下的脊髓反射活动即暂时丧失

    B. 断面以下的脊髓反射、感觉和随意运动可逐渐恢复

    C. 动物进化程度越高，其恢复速度也越慢

    D. 脊髓休克的产生，是由于突然失去了高位中枢的调节作用

    E. 反射恢复后，第二次横切脊髓，不再导致休克

44. 震颤性麻痹的发生机制是（　　）

    A. 小脑受损　　　　　　B. 黑质病变　　　　　　　C. 纹状体受损

    D. 皮质病变　　　　　　E. 尾核受损

45. 震颤麻痹主要是下列哪个通路受累的结果（　　）

    A. 纹伏体 – 黑质 γ – 氨基丁酸能易化通路

    B. 纹伏体 – 黑质 γ – 氨基丁酸能抑制通路

    C. 黑质 – 纹状体胆碱能易化通路

    D. 黑质—纹状体胆碱能抑制通路

    E. 黑质中的多巴胺能神经元

46. 舞蹈病主要是因下列哪条通路受累引起的（　　）

    A. 黑质 – 纹状体多巴胺能易化通路

    B. 黑质 – 纹状体多巴胺能抑制通路

    C. 黑质 – 纹伏体胆碱能易化通路

    D. 黑质 – 纹状体胆碱能抑制通路

    E. 纹状体内胆碱能和 γ – 氨基丁酸能神经元病变

47. 下列哪项不属于小脑的功能（　　）

    A. 调节内脏活动　　　　B. 维持身体平衡　　　　　C. 维持姿势

    D. 协调随意运动　　　　E. 调节肌紧张

48. 以下哪项是锥体系的功能（　　）

    A. 参与维持身体平衡　　B. 调节肌紧张　　　　　　C. 协调随意运动

    D. 通过大脑皮质与小脑的联系进行各种精巧运动

    E. 执行大脑皮质指令，发动随意运动

49. 大脑皮质运动区主要在（　　）

    A. 中央前回　　　　　　B. 中央后回　　　　　　　C. 颞横回

    D. 海马回　　　　　　　E. 边缘叶

50. 生命的基本中枢是（　　）

    A. 延髓　　　　　　　　B. 脊髓　　　　　　　　　C. 脑干

D. 中脑   E. 脑桥

51. 角膜反射中枢是（ ）

    A. 脊髓   B. 脑桥   C. 中脑

    D. 延髓   E. 大脑皮质

52. 关于下丘脑主要功能的叙述，较正确的是（ ）

    A. 为皮质下较高级的交感中枢

    B. 为皮质下较高级的副交感中枢

    C. 为调节情绪活动的较高级中枢

    D. 为调节体温的较高级中枢

    E. 为调节内脏活动的较高级中枢

53. 有关内脏反射中枢的叙述错误的是（ ）

    A. 排便、排尿中枢在脊髓

    B. 摄食中枢在下丘脑

    C. 减压反射中枢在大脑皮质

    D. 瞳孔对光反射中枢在中脑

    E. 呼吸中枢在延髓

54. 神经调节的基本方式是（ ）

    A. 反应   B. 反射   C. 适应

    D. 正反馈调节   E. 负反馈调节

55. 人类条件反射活动的特点是（ ）

    A. 第一信号系统

    B. 可以对食物的气味形成条件反射

    C. 可以对铃声形成条件反射

    D. 不需经过后天训练

    E. 可以对语言、文字形成条件反射

56. 谈论梅子引起唾液分泌是（ ）

    A. 支配唾液腺交感神经兴奋所致

    B. 第二信号系统完成的条件反射

    C. 第一信号系统完成的条件反射

    D. 大脑皮质的活动

    E. 非条件反射

57. 人类与动物的主要区别在于（ ）

    A. 具有非条件反射   B. 具有条件反射   C. 具有第一信号系统

    D. 具有第二信号系统   E. 有较强的适应能力

58. 大脑皮层紧张活动状态时主要脑电活动表现是（ ）

    A. 出现 α 波   B. 出现 β 波   C. 出现 θ 波

    D. 出现 δ 波   E. 出现 α 波和 β 波

59. 脑电图正确的叙述是（ ）

    A. 正常人思考时，脑电图以 α 波为主

B. 高频低幅波是同步化的表现

C. 低频高幅波是去同步化的表现

D. 可反映大脑皮质的兴奋状态

E. 睡眠中脑电波都是低频波

60. 异相睡眠的主要特点有 （ ）

A. 脑电波呈现同步化慢波　　B. 血压下降　　　　　C. 心率减慢

D. 做梦　　　　　　　　　E. 生长激素分泌明显升高

61. 以下哪一项不是异相睡眠的特征 （ ）

A. 唤醒阈提高　　　　　B. 生长激素分泌明显增强　　C. 脑电波呈去同步化波

D. 眼球出现快速运动　　E. 促进精力的恢复

62. 脑电波的形成机制是大量皮质神经同时发生 （ ）

A. 工作电位　　　　　　B. 诱发电位　　　　　　　C. 兴奋性突触后电位

D. 抑制性突触后电位　　E. 突触后电位同步总和

63. 正常人在闭目安神时，脑电波主要是 （ ）

A. α 波　　　　　　　　B. β 波　　　　　　　　　C. θ 波

D. δ 波　　　　　　　　E. 以上都不对

64. 引起 α 僵直的神经结构是 （ ）

A. 前庭神经核　　　　　B. 脑干网状结构　　　　　C. 小脑

D. 纹状体　　　　　　　E. 黑质

65. 下列哪项指标较适用于检查睡眠的深度 （ ）

A. 体温变化　　　　　　B. 脉搏变化　　　　　　　C. 血压变化

D. 脑电图　　　　　　　E. 基础代谢率

66. 所谓优势半球的优势主要是指 （ ）

A. 空间辨认能力　　　　B. 语言功能　　　　　　　C. 音乐欣赏、分辨

D. 触觉认识　　　　　　E. 运动功能

[B 型题]

(67 ~ 68 题共用备选答案)

A. 乙酰胆碱　　　　　　B. 甘氨酸　　　　　　　　C. 脑啡肽

D. 多巴胺　　　　　　　E. 去甲肾上腺素

67. 支配心脏的交感神经末梢释放 （ ）

68. 支配汗腺的交感神经末梢释放 （ ）

(69 ~ 70 题共用备选答案)

A. α 受体　　　　　　　B. β₁ 受体　　　　　　　C. β₂ 受体

D. M 受体　　　　　　　E. N₁ 受体

69. 去甲肾上腺素能使皮肤、肾脏和胃肠等器官血管收缩，其作用的受体为 （ ）

70. 分布在自主神经节突触后膜上的受体为 （ ）

[X 型题]

71. 轴浆运输的特征是 （ ）

A. 不断进行的过程　　　B. 有快慢两种速度　　　　C. 有顺向、逆向两种运输形式

D. 是一种被动过程　　　E. 以上均正确

72. 兴奋由神经向骨骼肌传递时发生（　　）

    A. 神经末梢去极化　　　　　　　　　　B. 递质与骨骼肌终板膜受体结合

    C. 神经末梢释放去甲肾上腺素　　　　　D. 产生抑制性终板电位

    E. 递质呈量子式释放

73. 非突触性化学传递的特点是（　　）

    A. 作用范围局限　　　B. 作用距离远　　　C. 潜伏期短

    D. 作用范围广　　　　E. 有特定的突触结构

74. 突触前抑制的特点是（　　）

    A. 突触前膜去极化　　　B. 持续时间长　　　C. 潜伏期较长

    D. 通过轴突 – 轴突突触结构的活动来实现

    E. 轴突末梢释放抑制性递质

75. 关于突触后抑制，正确的叙述有（　　）

    A. 一个兴奋性神经元不能直接引起突触后神经元抑制

    B. 突触后膜产生超极化变化

    C. 突触后膜产生部分去极化改变

    D. 是由突触前末梢释放抑制性递质引起的

    E. 可分为回返性抑制和传入侧支性抑制两种

76. 外周神经中以乙酰胆碱为递质的有（　　）

    A. 躯体运动神经　　　B. 交感神经节前纤维　　　C. 副交感神经节前纤维

    D. 副交感神经节后纤维

    E. 少数交感神经节后纤维（支配汗腺、骨骼肌舒血管纤维）

77. 去甲肾上腺素与 α 受体结合可引起（　　）

    A. 血管收缩　　　B. 扩瞳肌收缩　　　C. 胃肠道平滑肌收缩

    D. 有孕子宫收缩　　　E. 竖毛肌收缩

78. 儿茶酚胺与 β 受体结合可引起（　　）

    A. 血管舒张　　　B. 心率加快　　　C. 胃肠道括约肌舒张

    D. 无孕子宫收缩　　　E. 支气管平滑肌舒张

79. 中枢神经元的联系方式是（　　）

    A. 单线式联系　　　B. 辐散式联系　　　C. 聚合式练习

    D. 连锁式联系　　　E. 环路式联系

80. 脊髓半横断时，断面以下可出现（　　）

    A. 对侧的痛觉障碍　　　B. 同侧浅感觉障碍　　　C. 同侧发生深感觉障碍

    D. 对侧的深感觉障碍　　　E. 断面同侧的肢体发生运动障碍

81. 对丘脑功能正确的叙述为（　　）

    A. 它是感觉传导（除嗅觉外）的换元接替站

    B. 其感觉接替核可接受皮质下中枢来的纤维

    C. 其联络核接受感觉接替核传来的纤维

    D. 由丘脑感觉接替核发出特异投射系统到大脑皮质的广泛区域

　　E. 丘脑是调节内脏活动的最高级中枢

82. 关于特异性感觉投射系统，下述哪些叙述是错误的（　　）

　　A. 与非特异性投射系统在结构和功能上都无关

　　B. 它投射到大脑皮质的特定区域

　　C. 产生特定的感觉

　　D. 维持和改变大脑皮质的兴奋状态

　　E. 主要终止于皮质相应感觉区的第 4 层

83. 关于丘脑非特异投射系统的正确叙述有（　　）

　　A. 维持与改变皮质的兴奋状态

　　B. 弥散投射到大脑皮质

　　C. 引起特定感觉

　　D. 容易受药物影响

　　E. 激发大脑皮质发出传冲动

84. 有关脑干网状结构上行激动系统的正确叙述是（　　）

　　A. 必须通过丘脑 – 皮质非特异投射系统而发挥作用

　　B. 可维持大脑皮质的兴奋状态

　　C. 是多突触接替的上行系统

　　D. 损伤后可引起昏睡

　　E. 易受药物影响

85. 脊髓运动神经元的作用包括（　　）

　　A. α 运动神经元支配梭内肌

　　B. α 运动神经元支配骨骼肌纤维

　　C. 运动神经元支配梭外肌

　　D. 运动神经元是脊髓传出的最后通路

　　E. 运动神经元调节肌梭对牵位刺激的敏感性

86. 骨骼肌肌梭的传入神经在什么情况下发生兴奋（　　）

　　A. 拮抗肌缩短　　　　　B. 传出纤维受刺激　　　　C. 牵拉肌肉

　　D. 梭外肌缩短　　　　　E. 梭内肌收缩

87. 腱反射是（　　）

　　A. 紧张性牵张反射　　　B. 单突触反射　　　　　　C. 位相性牵张反射

　　D. 多突触反射　　　　　E. 腱器官受刺激引起的反射

88. 易化肌紧张的中枢部位是（　　）

　　A. 大脑皮质运动区　　　B. 小脑前叶蚓部　　　　　C. 网状结构易化区

　　D. 纹状体　　　　　　　E. 小脑前叶两侧部

89. 去大脑僵直时（　　）

　　A. 伸肌紧张性亢进，四肢坚硬如柱

　　B. 脑干网状结构易化区活动占明显优势

　　C. 血压下降

　　D. 伸肌肌梭的传入冲动增多

E. 经典的去大脑僵直属 Q 僵直

90. 基底神经节的功能是（　　）

  A. 感觉的高级中枢   B. 调节躯体平衡   C. 调节随意运动

  D. 调节肌紧张   E. 调节内脏活动

91. 人类由于锥体系或皮质运动区的功能障碍，即上运动神经元损伤时出现（　　）

  A. 肌紧张增强   B. 腱反射亢进   C. 肌肉明显萎缩

  D. 肌张力降低   E. 痉挛性麻痹

92. 皮质躯体运动代表区的功能特征是（　　）

  A. 交叉支配

  B. 倒置安排

  C. 刺激皮质一定部位仅引起个别肌肉收缩

  D. 运动精细程度决定于感觉敏感程度

  E. 身体不同部位在大脑皮质代表区的大小与运动的精细程度有关

93. 交感神经兴奋可引起（　　）

  A. 全身多数血管收缩 B. 汗腺分泌增加   C. 消化道括约肌收缩

  D. 瞳孔括约肌收缩   E. 逼尿肌舒张

94. 自主神经系统对内脏活动调节的特点有（　　）

  A. 具有紧张性作用   B. 均有双重神经支配

  C. 一般情况下，双重神经拮抗作用是对立统一的

  D. 调节作用与效应器官的功能状态有关

  E. 交感神经系统的活动一般比较广泛，常以整个系统参与反应

95. 脊髓反射有（　　）

  A. 肌牵张反射   B. 肌紧张   C. 屈反射

  D. 排尿反射   E. 对光反射

（五）问答题

1. 中枢兴奋传递的特征有哪些？

2. 试述中枢抑制分类及其特点？

3. 感觉的传入系统有哪些？各有何生理功能？

4. 躯体感觉的皮质投射有何特点？

5. 简述内脏痛觉的特点及牵涉痛的概念。

6. 简述交感神经和副交感神经系统活动的生理意义。

7. 当交感神经兴奋发生调节效应时，其可能参与活动的递质、受体有哪些？

四、参考答案

（一）名词解释

1. 神经元之间相互接触并传递信息的结构。

2. 指突触前膜释放的兴奋性递质，与突触后膜的受体结合，使突触后膜去极化所形成的局部电位。

3. 指突触前膜释放的抑制性递质，与突触后膜的受体结合，使突触后膜超极化所成的

局部电位。

4. 在神经元之间或神经元与效应细胞之间起传递信息作用的化学物质。

5. 内脏疾病常引起一定体表部位疼痛或痛觉过敏的现象。

6. 指缓慢而持续地牵拉肌腱所引起的牵张反射。

7. 指快速牵拉肌腱所引起的牵张反射。

8. 指有神经支配的骨骼肌，受外力牵拉而伸长时，可反射性地引起被牵拉肌肉的收缩。

9. 能对第一信号发生反应的大脑皮质功能系统。

10. 能对语言、文字发生反应的大脑皮质功能系统。

（二）填空题

1. 感受刺激　整合和传递信息

2. 传导兴奋

3. 神经纤维直径的大小　有无髓鞘　髓鞘的厚度　温度的高低

4. 功能性　营养性

5. 生理完整性　双向性　绝缘性　相对不疲劳性

6. 经典的突触传递　非定向突触传递（非突触性化学传递）　电突触传递

7. 突触前膜　突触间隙　突触后膜

8. 缝隙连接　双向的　快

9. Ca^{2+}　兴奋性递质　受体

10. Na^+　K^+　Na^+　去极化

11. Cl^-　超极化

12. 抑制

13. 回返性抑制　传入侧支性抑制

14. 少　小　感觉传入途径中

15. 单向传递　中枢延搁　总和　兴奋节律的改变　对内环境变化敏感和易疲劳性

16. 辐散式　聚合式　环式　链锁式

17. 突触前抑制　突触后抑制

18. 乙酰胆碱　去甲肾上腺素

19. 筒箭毒　酚妥拉明　普萘洛尔

20. M 受体　N 受体

21. 以去甲肾上腺素作为神经递质的神经纤维　α 受体　β 受体

22. 乙酰胆碱　去甲肾上腺素

23. 颞横回　颞上回

24. 机械牵拉　痉挛　缺血　炎症　切割　烧灼

25. 腱反射　肌紧张

26. 保护

27. 维持机体姿势

28. 中脑黑质

29. 维持身体平衡　调节肌紧张　协调随意运动

30. 伸　去大脑僵直

31. 黑质　多巴胺　纹状体　γ-氨基丁酸

32. 前庭小脑　脊髓小脑　皮质小脑　前庭小脑

33. 心肌　平滑肌　腺体

34. 乙酰胆碱　去甲肾上腺素

35. 体温　摄食行为　水平衡　内分泌　情绪反应　生物节律

36. 条件　第二信号系统

37. β　α　θ　δ

38. 慢波睡眠　异相睡眠（快波睡眠）

39. 非联合型学习　联合型学习

40. 感觉性记忆　第一级记忆　第二级记忆　第三级记忆

（三）判断题

1. √　2. √　3. √　4. √　5. ×　6. ×　7. √　8. ×　9. √　10. ×　11. ×　12. √

13. ×　14. ×　15. √　16. ×　17. ×　18. ×　19. √　20. √　11. √　22. ×　23. ×

24. √　25. √

（四）选择题

1. E　2. B　3. C　4. B　5. B　6. D　7. C　8. D　9. A　10. A　11. C　12. C　13. B

14. A　15. E　16. D　17. C　18. B　19. D　20. C　21. C　22. A　23. B　24. E　25. E

26. D　27. B　28. D　29. B　30. D　31. C　32. E　33. D　34. E　35. E　36. C　37. C

38. A　39. E　40. E　41. A　42. E　43. A　44. B　45. E　46. E　47. A　48. E　49. A

50. A　51. E　52. E　53. C　54. B　55. E　56. B　57. D　58. B　59. D　60. D

61. B　62. E　63. A　64. A　65. B　66. B　67. E　68. A　69. A　70. E　71. ABC

72. ABE　73. BD　74. ABCD　75. ABDE　76. ABCDE　77. ABDE　78. ABE　79. ABCDE

80. ACE　81. AC　82. AD　83. ABD　84. ABCDE　85. BE　86. ABCE　87. BC　88. CE

89. AB　90. CD　91. ABE　92. ABCE　93. ABCE　94. ACDE　95. ABCD

（五）问答题

1. 特征包括单向传递、中枢延搁、总和、兴奋节律的改变、后发放、内环境变化的敏感性和易疲劳性。

2. 中枢抑制可分为突触后抑制和突触前抑制。

突触后抑制的形式可分为以下两种。①传入侧支抑制：传入神经纤维在兴奋某一中枢神经元的同时，通过其侧支兴奋另一抑制神经元，使其抑制另一个中枢神经元，亦称交互抑制。②回返性抑制：某一中枢神经元兴奋时，通过其轴突侧支兴奋另一抑制性中间神经元，该抑制神经元兴奋后经其轴突返回到原先发动兴奋的中枢神经元，发挥抑制作用。

突触前抑制在中枢神经系统内广泛存在，其潜伏期长，持续时间持久，为100～200ms，是一种很有效的抑制形式。

3. 特异性投射系统：每一种感觉的投射路径都是专一的，具有点对点的投射关系，称特异性投射系统。其功能是引起特定的感觉，并激发大脑皮质发出神经冲动。

非特异性投射系统：是通过髓板内核群换元接替转而弥散地投射到大脑皮质各区的投射系统，称非特异性投射系统。其功能是维持和改变大脑皮质的兴奋状态。

4. ①交叉性，但头面部躯体感觉的投射是双侧性的。②倒置安排，但头面部代表区内部的安排是正立的。③代表区大小与感觉精细程度呈正相关。④产生的感觉定位明确，性质清晰。

5. 内脏痛的特点 ①疼痛发起缓慢，持续时间较长。②定位不准确、不清晰。③机械牵拉、痉挛、缺血、炎症等刺激敏感，而对于切割、烧灼等刺激不敏感。

牵涉痛是指因内脏疾病引起体表特定部位发生疼痛或痛觉过敏的现象。

6. 交感神经的活动比较广泛，其主要作用在于机体处于应激状态时，可以广泛地动员机体许多器官的潜在力量，以适应环境的急剧变化。副交感神经系统活动比较局限，其主要意义在于保护机体，有利于调整恢复，促进消化吸收，蓄积能量，并且有利于排泄、生殖等功能。

7. 交感神经兴奋时，其节前纤维末梢释放递质乙酰胆碱，可作用于神经节细胞上的 N_1 受体，产生节后纤维的兴奋，支配汗腺的交感神经节后纤维和支配骨骼肌的交感舒血管纤维末梢也是释放乙酰胆碱，可与汗腺及骨骼肌血管平滑肌上的 M 受体结合而产生效应。另一方面，交感神经的大多数节后纤维释放去甲肾上腺素，可广泛与心肌、支气管平滑肌及血管平滑肌细胞膜上的 α、β 受体结合而产生相应效应。

（李淑贞 王晓宇）

第十一章　内分泌

一、课程标准

1. **学会**　激素作用的一般特征；腺垂体、神经垂体分泌的激素名称及各自的生理作用；甲状腺激素的生理作用及分泌的调节；糖皮质激素的生理作用及分泌的调节。

2. **说出**　胰岛素的生理作用及分泌的调节；下丘脑与垂体的功能联系；激素的信息传递方式及分类；肾上腺髓质激素的生理作用及分泌调节。

3. **理解**　甲状腺激素的合成与运输过程；激素的作用机制；胰高血糖素、甲状旁腺激素、降钙素的生理作用及分泌调节。

二、知识要点

1. 激素概况
- 概念：内分泌细胞分泌的传递信息的生物活性物质
- 激素的信息传递方式
  - 远距分泌
  - 旁分泌
  - 自分泌
  - 神经分泌
- 激素的分类及作用机制
- 激素作用的一般特征
  - 相对特异性
  - 信息传递作用
  - 高效能生物放大作用
  - 激素间相互作用

2. 下丘脑与垂体
- 下丘脑与垂体的功能联系
- 腺垂体分泌的激素及其生理作用
  - 促甲状腺激素
  - 促肾上腺皮质激素
  - 促卵泡激素
  - 黄体生成素
  - 促进靶器官的生长发育，增强靶腺的功能活动
  - 生长素：促进骨骼、肌肉的生长发育
  - 催乳素：促进乳腺发育，启动并维持泌乳
  - 促黑激素：促进黑色素的形成，使皮肤毛发颜色加深
- 神经垂体分泌的激素及其生理作用
  - 抗利尿激素：促进远曲小管和集合管对水的重吸收
  - 催产素：促进乳汁的排出

3. 甲状腺 {
甲状腺激素的合成与运输

甲状腺激素的生理作用 {
影响能量代谢和物质代谢
促进脑、骨骼的生长发育
其他作用
}

甲状腺激素分泌的调节 {
下丘脑 – 腺垂体 – 甲状腺轴的调节
甲状腺的自身调节
自主神经对甲状腺活动的影响
}
}

4. 肾上腺 {
皮质 {
糖皮质激素的生理作用 {
对物质代谢的作用
在应激反应中的作用
对其他组织器官的作用
}
糖皮质激素分泌的调节：下丘脑 – 腺垂体 – 肾上腺皮质轴
}
髓质：髓质激素的主要作用及分泌的调节
}

5. 胰岛 {
胰岛素 {
胰岛素的生理作用：体内唯一降血糖的激素
胰岛素分泌的调节：血糖浓度
}
胰高血糖素
}

三、复习思考题

（一）名词解释

1. 激素　2. 应激反应　3. 激素的允许作用　4. 靶器官　5. 侏儒症　6. 应急反应

（二）填空题

1. 激素的传递方式有_____、_____、_____和_____。

2. 按化学结构可将激素分为_____、_____两类。

3. 含氮激素的作用机制是_____、类固醇激素的作用机制是_____。

4. 大多数胺类激素、多肽和蛋白质类激素作为_____信使，与靶细胞膜上的相应受体结合后，通过细胞内的_____信使发挥调节作用。

5. 下丘脑促垂体区神经元分泌的肽类激素经_____运输到_____，调节其内分泌活动。

6. 腺垂体激素有_____、_____、_____、_____、_____、_____、_____七种。

7. 生长激素具有促进生长发育的作用，幼儿时期缺乏或分泌过多将患_____和_____。

8. 促性腺激素包括_____和_____。

9. 神经垂体释放的激素包括_____、_____，其合成的部位在_____。

10. 催产素的生理作用是_____、_____。

11. 甲状腺激素（T_4、T_3）的合成原料包括_____和_____。

12. 当血中甲状腺激素浓度升高时，促甲状腺激素的分泌_____。

13. 甲状腺激素能_____机体的生长发育，主要影响_____。

14. 甲状腺激素_____成年人中枢神经系统的兴奋性。

15. 甲状旁腺素的生理作用是_____、_____。

16. 呆小症和侏儒症的区别是_____。

17. 调节机体钙、磷代谢的激素是_____和_____和维生素 D。

18. 降钙素的主要作用是_____血钙和血磷，其主要靶器官是_____，对_____也有一定作用。

18. 糖皮质激素的分泌受_____轴的调节。

20. 大剂量糖皮质激素还具有_____、_____、_____和_____等药理作用。

21. 盐皮质激素的主要作用是调节_____，促进肾脏的_____对_____的重吸收和增加_____的排出。

22. 糖皮质激素可以促进_____，增加糖的储存，抑制组织_____，结果使血糖升高。

23. 醛固酮是调节机体水盐代谢的重要激素，有保_____、保_____和排_____的作用。

24. 应急反应主要是由_____系统参与的，而应激反应主要是由_____系统参与。

25. 肾上腺髓质嗜铬细胞是合成与储存_____和_____的场所。

26. 肾上腺髓质受交感神经_____支配，并受 ACTH 和_____的调节。

27. $1,25-(OH)_2-D_3$ 在_____形成，其主要生物学效应是促进_____和_____的吸收和_____动员。

28. 胰岛素是使血糖_____的作用，血糖浓度升高时，胰岛素分泌_____。

29. 胰岛素可促进_____、_____、_____的合成，其分泌主要受_____调节，而_____、_____、_____也起作用。

30. 长期大量使用生长素、皮质醇、甲状腺激素以及胰高血糖素等激素时，有可能使_____细胞衰竭而导致_____病。

（三）判断题

1. 内分泌细胞的分泌物称激素。

2. 胸腺是淋巴器官，兼有内分泌功能。

3. 胰岛、卵泡细胞、黄体属内分泌组织。

4. 甲状腺、肾上腺、前列腺属内分泌腺。

5. 下丘脑合成并释放调节性多肽，经下丘脑 – 垂体束输送到神经垂体，调节其内分泌功能。

6. 生长激素的促生长作用只能通过胰岛素实现。

7. 生长激素分泌在异相睡眠明显增加。

8. 生长激素直接刺激软骨的生长发育，对个体生长起重要作用。

9. 神经垂体有分泌加压素和催产素的功能。

10. 甲状腺只分泌甲状腺素。

11. 甲状腺激素既可促进骨的生长，又可促进脑的发育。

12. 随着食物中含碘量的增加，甲状腺激素合成也增多，最终可引起甲亢。

13. 食物中缺碘时，甲状腺将发生萎缩。

14. 血钙浓度降低，甲状旁腺素分泌增多，降钙素分泌减少。

15. 血液中糖皮质激素浓度升高，可抑制垂体产生 ACTH。

16. 切除肾上腺后，动物死亡的原因是缺乏糖皮质激素。

17. 应激反应中，大量糖皮质激素分泌，可引起肾上腺皮质功能亢进。

18. 胰高血糖素可使胰岛素分泌增加，胰岛素也可使胰高血糖素分泌增加。

19. 糖尿病患者容易发生酮症酸中毒，这是因为大量脂肪酸在体内氧化分解产生大量酮体所致。

20. 调节胰岛素分泌的最重要因素是胃肠激素。

（四）选择题

［A 型题］

1. 下列哪项不属于激素作用的一般特征（　　）
   A. 特异性　　　　　　　B. 高效能　　　　　　　C. 饱和现象
   D. 激素间的相互作用　　E. 血中浓度低

2. 能与激素发生特异性结合的是（　　）
   A. 感受器　　　　　　　B. 受体　　　　　　　　C. 神经中枢
   D. 效应器　　　　　　　E. 泵蛋白

3. 下列物质中不属于激素的是（　　）
   A. 肾素　　　　　　　　B. 肝素　　　　　　　　C. 促红细胞生成素
   D. 促胰液素　　　　　　E. 维生素 D_3

4. 某些激素通过组织液扩散作用于邻近细胞，这种方式称为（　　）
   A. 远距分泌　　　　　　B. 旁分泌　　　　　　　C. 自分泌
   D. 神经分泌　　　　　　E. 内分泌

5. 神经激素沿轴突借轴浆流动运送至末梢而释放入血，这种方式成为（　　）
   A. 远距分泌　　　　　　B. 旁分泌　　　　　　　C. 自分泌
   D. 神经分泌　　　　　　E. 内分泌

6. 调节机体各种功能的两大信息传递系统是（　　）
   A. 第一信号系统和第二信号系统
   B. 第一信使与第二信使
   C. 中枢神经系统和外周神经系统
   D. 神经系统与内分泌系统
   E. 反射和反馈

7. 关于第二信使，下列错误的是（　　）
   A. 是大多数含氮激素的作用机制
   B. cAMP 是唯一的第二信使
   C. 激素是第一信使
   D. 腺苷酸环化酶可催化 ATP 转变为 cAMP
   E. 细胞膜中的 G 蛋白参与受体对腺苷酸环化酶活性的调节

8. 下列哪种物质属于第一信使（　　）
   A. cAMP　　　　　　　　B. cGMP　　　　　　　　C. ATP
   D. 肾上腺素　　　　　　E. 磷酸肌醇

9. 下列哪种激素不是腺垂体分泌的（　　）

A. 促甲状腺激素　　　　　B. 黄体生成素　　　　　C. 生长抑素

D. 催乳素　　　　　　　　E. 促肾上腺皮质激素

10. 下列哪种激素是垂体后叶素（　　）

A. 促肾上腺皮质激素　　B. 催产素　　　　　　C. 促甲状腺激素

D. 生长激素　　　　　　E. 催乳素

11. 侏儒症是由于（　　）

A. 食物中缺碘　　　　　　　　　　　　B. 幼儿时期生长素分泌不足

C. 婴幼儿甲状腺功能不足　　　　　　　D. 幼儿时期生长素分泌过多

E. 成人生长素分泌过多

12. 肢端肥大症是由于（　　）

A. 食物中的碘过量　　　　　　　　　　B. 幼儿时期生长素分泌过多

C. 婴幼儿甲状腺功能亢进　　　　　　　D. 肾上腺皮质功能亢进

E. 成人生长素分泌过多

13. 不属于生长激素作用的是（　　）

A. 促进蛋白质合成　　B. 升高血糖　　　　　C. 促进脂肪分解

D. 促进软骨生长发育　E. 对婴幼儿期神经细胞生长发育有促进作用

14. 生长激素分泌过多的患者可出现（　　）

A. 血中生长激素介质含量减少　　　　　B. 血糖过高并可产生糖尿

C. 血中脂肪酸含量增加　　　　　　　　D. 组织脂肪增加

E. 尿氮增加

15. 成年人生长激素分泌过多会导致（　　）

A. 肢端肥大症　　　　B. 巨人症　　　　　　C. 黏液性水肿

D. 侏儒症　　　　　　E. 向心性肥胖

16. 关于巨人症的描述正确的是（　　）

A. 促进外周组织摄取和利用葡萄糖　　　B. 低血糖症

C. 胰岛素抵抗　　　　　　　　　　　　D. 蛋白质的合成受到抑制

E. 脂解作用减慢

17. 幼儿期生长激素分泌不足可导致（　　）

A. 呆小症　　　　　　B. 侏儒症　　　　　　C. 巨人症

D. 尿崩症　　　　　　E. 糖尿病

18. 影响骨骼、肌肉生长发育最主要的激素是（　　）

A. 糖皮质激素　　　　B. 生长激素　　　　　C. 肾上腺素

D. 甲状腺激素　　　　E. 盐皮质激素

19. 催乳素促进并维持乳腺泌乳主要起作用的时期是（　　）

A. 青春期　　　　　　B. 妊娠早期　　　　　C. 妊娠后期

D. 分娩期　　　　　　E. 以上各期

20. 有关神经垂体的正常叙述是（　　）

A. 分泌催产素和 ADH　　　　　　　　　B. 合成和储存催乳素和 ADH

C. 储存和释放催产素和 ADH　　　　　　D. 储存和释放催乳素和 ADH

E. 分泌生长素和 ADH

21. 一位 12 岁的女孩因垂体肿瘤而接受放射治疗后垂体功能完全丧失，这将导致（ ）

    A. 血中 TSH 水平升高   B. 血中 ACTH 水平升高   C. 性腺将不发育

    D. 生长加速   E. 患儿甲状腺功能低下和甲状腺肿

22. 抗利尿激素的主要生理作用是（ ）

    A. 促进肾小管对 Na^+ 的重吸收

    B. 促进远曲小管和集合管对水和 Na^+ 的重吸收

    C. 提高远曲小管和集合管对水的通透性

    D. 促进远曲小管和集合管对 Na^+ 和 K^+ 的重吸收

    E. 促进肾小管对 K^+ 的重吸收

23. 引起尿崩症的原因是（ ）

    A. ADH 释放增加   B. ADH 释放减少   C. 醛固酮分泌增加

    D. 血浆蛋白减少   E. 肾血流量增多

24. 催产素的主要生理作用是（ ）

    A. 刺激输卵管收缩，促进卵子运行

    B. 促进乳腺腺管的发育

    C. 促进非孕子宫收缩

    D. 分娩时使子宫剧烈收缩以娩出胎儿

    E. 以上都是

25. 关于催产素的叙述，哪一项是错误的（ ）

    A. 由下丘脑合成   B. 由神经垂体释放

    C. 促进妊娠子宫收缩   D. 促进妊娠期乳腺生长发育

    E. 促进哺乳期乳腺排乳

26. 促进女性青春期乳腺发育的主要激素是（ ）

    A. 生长素   B. 催乳素   C. 雌激素

    D. 催产素   E. 甲状腺激素

27. 影响神经系统发育的最重要的激素是（ ）

    A. 糖皮质激素   B. 生长素   C. 肾上腺素

    D. 去甲肾上腺素   E. 甲状腺激素

28. 影响能量代谢最显著的激素是（ ）

    A. 甲状腺激素   B. 生长素   C. 胰岛素

    D. 肾上腺素   E. 去甲肾上腺素

29. 调节甲状腺功能的主要激素是（ ）

    A. TRH   B. TSH   C. T_3

    D. T_4 E. 食物中的碘

30. 正常情况下甲状腺激素的贮存量可供使用（ ）

    A. 2~3 小时   B. 2~3 天   C. 2~3 周

    D. 50~120 天   E. 2~3 年

31. 在甲状腺激素合成过程中起关键作用的酶是 （　　）

    A. 过氧化酶　　　　　　B. 脱碘酶　　　　　　　C. 蛋白水解酶

    D. 酪氨酸羟化酶　　　　E. 以上都不是

32. 血液中生物活性最强的甲状腺激素是 （　　）

    A. rT_3　　　　　　　　B. MIT　　　　　　　　C. DIT

    D. T_3　　　　　　　　E. T_4

33. 甲状腺激素对脑和长骨的生长发育影响最大的年龄是在 （　　）

    A. 出生后的第 1 个月　　B. 出生后的第 4 个月　　C. 出生后 1 年左右

    D. 出生后 3 年左右　　　E. 出生后 7 年左右

34. 地方性甲状腺肿主要由于 （　　）

    A. 幼年时甲状腺功能低下　　B. 幼年时生长素分泌不足　　C. 糖皮质激素分泌减少

    D. 食物中缺碘　　　　　　　E. 食物中缺钙

35. 下列哪些物质是合成甲状腺激素的必需原料 （　　）

    A. 碘　　　　　　　　　B. 铁　　　　　　　　　C. 镁

    D. 钠　　　　　　　　　E. 钙

36. 下列哪种激素合成后储存于细胞外且储量最大 （　　）

    A. 肾上腺素　　　　　　B. 甲状腺素　　　　　　C. 生长激素

    D. 胰岛素　　　　　　　E. 糖皮质激素

37. 甲状腺功能亢进的特征有 （　　）

    A. 出汗减少　　　　　　B. 基础代谢率增加　　　C. 心动过缓

    D. 体重增加　　　　　　E. 厌食

38. 甲状腺功能减退的患者将表现出 （　　）

    A. 心动过速　　　　　　B. 代谢率增加　　　　　C. 怕热

    D. 嗜睡　　　　　　　　E. 体重降低

39. 下列激素中，哪一种没有促进蛋白质合成的作用 （　　）

    A. 甲状腺激素　　　　　B. 糖皮质激素　　　　　C. 生长激素

    D. 胰岛素　　　　　　　E. 雄激素

40. 呆小症是由于 （　　）

    A. 食物中缺碘　　　　　　　　　　　　B. 幼儿时期生长素分泌不足

    C. 婴幼儿甲状腺功能不足　　　　　　　D. 糖皮质激素分泌过多

    E. 成人生长素分泌过多

41. 若手术不慎，摘除了甲状旁腺将造成 （　　）

    A. 血磷升高，血钙降低　　　　　　　　B. 血钙升高，血磷降低

    C. 血钙不变，血磷降低　　　　　　　　D. 血磷不变，血钙降低

    E. 血磷和血钙均降低

42. 调节甲状旁腺激素和降钙素分泌的主要因素是 （　　）

    A. 血钠浓度　　　　　　B. 血钙浓度　　　　　　C. 血钾浓度

    D. 神经系统　　　　　　E. 其他激素

43. 血浆中降钙素的主要来源是 （　　）

A. 甲状旁腺细胞　　　　B. 胰岛 D 细胞　　　　C. 肾上腺皮质网状带

D. 甲状腺 C 细胞　　　　E. 肾上腺皮质球状带

44. 下列哪种激素是肾上腺皮质释放的（　　）

A. 糖皮质激素　　　　B. ACTH　　　　C. 肾上腺素

D. 去甲肾上腺素　　　　E. 抗利尿激素

45. 肾上腺皮质功能低下时，常伴有（　　）

A. 高血糖　　　　B. 低血糖　　　　C. 蛋白质合成增加，分解减少

D. 血钠浓度升高　　　　E. 血钠浓度降低

46. 机体受到刺激而发生应激反应的主要系统是（　　）

A. 交感－肾上腺髓质系统

B. 下丘脑－腺垂体－肾上腺皮质系统

C. 下丘脑－神经垂体系统

D. 下丘脑－腺垂体－性腺系统

E. 下丘脑－腺垂体－甲状腺系统

47. 关于糖皮质激素作用的叙述，错误的是（　　）

A. 增强机体对伤害性刺激的耐受力

B. 有抗炎、抗过敏的作用

C. 不易诱发加剧消化性溃疡

D. 提高中枢神经系统的兴奋性

E. 有抗休克作用

48. 切除肾上腺引起动物死亡的主要原因是缺乏（　　）

A. 去甲肾上腺素和肾上腺素

B. 糖皮质激素和肾上腺素

C. 去甲肾上腺素和醛固酮

D. 糖皮质激素和醛固酮

E. 去甲肾上腺素和糖皮质激素

49. 糖皮质激素对代谢的作用是（　　）

A. 促进葡萄糖的利用，促进蛋白质的合成

B. 促进葡萄糖的利用，促进蛋白质的分解

C. 促进葡萄糖的利用，抑制蛋白质的分解

D. 抑制葡萄糖的利用，促进蛋白质的分解

E. 抑制葡萄糖的利用，抑制蛋白质的分解

50. 临床上长期大量应用糖皮质激素可造成（　　）

A. 侏儒症　　　　B. 巨人症　　　　C. 肢端肥大症

D. 呆小症　　　　E. 向心性肥胖

51. 在应激反应中分泌增多的激素是（　　）

A. 糖皮质激素　　　　B. 醛固酮　　　　C. 脱氢异雄酮

D. 睾酮　　　　E. 丙酮

52. 机体保钠的激素是（　　）

　　　　A. 抗利尿激素　　　　　B. 肾上腺素　　　　　C. 胰岛素

　　　　D. 醛固酮　　　　　　　E. 甲状腺激素

53. 醛固酮作用的结果是（　　）

　　　　A. 血钠升高，血钾减少，血容量增多

　　　　B. 血钠减少，血钾减少，血容量减少

　　　　C. 血钠升高，血钾升高，血容量增多

　　　　D. 血钠减少，血钾升高，血容量减少

　　　　E. 血钠升高，血钾减少，血容量减少

54. 胰岛素对糖代谢的作用是（　　）

　　　　A. 促进组织摄取、贮存、利用葡萄糖　　　　B. 促进糖异生

　　　　C. 促进糖原分解　　　　　　　　　　　　D. 抑制葡萄糖转化为脂肪

　　　　E. 使血糖升高

55. 促进全身组织对葡萄糖的摄取和利用，加速葡萄糖合成糖原，促进葡萄糖转变成脂肪，抑制糖原分解和糖异生，使血糖降低；促进脂肪的合成与储存，抑制脂肪的分解氧化，使血中游离脂肪酸减少。具有这些功能的激素是（　　）

　　　　A. 胰岛素　　　　　　　B. 肾上腺素　　　　　C. 甲状腺素

　　　　D. 生长素　　　　　　　E. 糖皮质激素

56. 抑制胰岛素分泌的因素是（　　）

　　　　A. 血糖升高　　　　　　B. 氨基酸升高　　　　C. 胃肠激素分泌

　　　　D. 迷走神经兴奋　　　　E. 去甲肾上腺素

57. 调节胰岛素分泌最重要的因素是（　　）

　　　　A. 血糖水平　　　　　　B. 血脂水平　　　　　C. 血中氨基酸水平

　　　　D. 血钠浓度　　　　　　E. 血钙浓度

58. 关于胰岛素分泌的调节叙述中，哪项是错误的（　　）

　　　　A. 血糖浓度是重要的因素，血糖降低时分泌增加

　　　　B. 迷走神经兴奋时分泌增加

　　　　C. 进食时肠道抑胃肽分泌，促进胰岛素分泌

　　　　D. 交感神经兴奋时分泌减少

　　　　E. 胰高血糖素间接或直接地促进胰岛素分泌

59. 下列有关胰高血糖素作用的叙述，正确的是（　　）

　　　　A. 是一种促进合成代谢的激素　　　　　　B. 促进糖原合成

　　　　C. 促进糖异生　　　　　　　　　　　　　D. 抑制氨基酸转运入肝细胞

　　　　E. 促进脂肪合成

60. 胰岛 A 细胞分泌（　　）

　　　　A. 胰岛素　　　　　　　B. 胰多肽　　　　　　C. 生长抑素

　　　　D. 胰高血糖素　　　　　E. 生长素

［X 型题］

61. 激素的生理作用有（　　）

　　　　A. 调节新陈代谢

B. 调节和影响生殖过程

C. 调节生长发育

D. 协调机体使之与环境相适应

E. 影响神经系统的发育及活动

62. 激素作用的一般特性有（ ）

A. 传递信息作用　　　　　B. 高效能生物放大作用　C. 作用相对特异性

D. 相互间可能有抑制作用　E. 相互间可能有协调作用

63. 激素的传输方式有（ ）

A. 远距离分泌　　　　　B. 神经分泌　　　　　　C. 旁分泌

D. 腔内分泌　　　　　　E. 自分泌

64. 类固醇激素的作用机制是（ ）

A. 进入靶细胞内发挥作用　B. 启动 DNA 转录　　　C. 促进 mRNA 形成

D. 诱导新蛋白质合成　　　E. 也可以直接作用于细胞膜

65. 下列具有内分泌功能的器官或组织有（ ）

A. 胃　　　　　　　　　B. 小肠　　　　　　　　C. 心脏

D. 肾脏　　　　　　　　E. 下丘脑

66. 下列由下丘脑产生的激素有（ ）

A. 缩宫素　　　　　　　B. 血管升压素　　　　　C. 生长抑素

D. TRH　　　　　　　　E. 促黑激素

67. 神经垂体释放的激素有（ ）

A. 促甲状腺素　　　　　B. 催乳素　　　　　　　C. 血管升压素

D. 缩宫素　　　　　　　E. 促肾上腺皮质激素

68. 影响生长激素释放的因素有（ ）

A. 生长激素释放激素　　B. 睡眠　　　　　　　　C. 生长抑素

D. 运动及应激性刺激　　E. 血中葡萄糖、氨基酸及脂肪酸的浓度变化

69. 下列能引起催乳素释放的因素有（ ）

A. 麻醉　　　　　　　　B. 睡眠　　　　　　　　C. 剧烈运动

D. 外科手术　　　　　　E. 吸吮乳头

70. 影响甲状腺激素分泌的因素有（ ）

A. 血碘浓度　　　　　　B. 促甲状腺素　　　　　C. 环境温度变化

D. 血中 T_3、T_4 的浓度　E. 促甲状腺激素释放激素

71. 大剂量糖皮质激素的作用有（ ）

A. 抗炎　　　　　　　　B. 抗毒　　　　　　　　C. 抗过敏

D. 抗休克　　　　　　　E. 不抗菌

72. 肾上腺皮质功能低下可能出现（ ）

A. 血压升高　　　　　　B. 向心性肥胖　　　　　C. 血钾升高

D. 胃酸分泌过多　　　　E. 肤色加深

73. 肾上腺髓质的作用有（ ）

A. 扩张血管　　　　　　B. 抑制内皮素释放　　　C. 降低血压

    D. 升高血糖　　　　　　　E. 抑制血管紧张素Ⅱ的生成

74. 胰岛素的生理作用有（　　）

    A. 促进细胞利用糖　　　　B. 促进蛋白质合成　　　C. 抑制糖原分解

    D. 抑制糖异生　　　　　　E. 促进脂肪合成

75. 能引起血糖升高的激素有（　　）

    A. 氢化可的松　　　　　　B. 生长素　　　　　　　C. 胰岛素

    D. 肾上腺素　　　　　　　E. 胰高血糖素

76. 能促进蛋白质合成的激素有（　　）

    A. 糖皮质激素　　　　　　B. 生长素　　　　　　　C. 甲状腺激素

    D. 胰岛素　　　　　　　　E. 雄激素

77. 与调节水钠代谢有关的激素有（　　）

    A. 心房钠尿肽　　　　　　B. 醛固酮　　　　　　　C. 血管升压素

    D. 雌激素　　　　　　　　E. 糖皮质激素

78. 能影响骨组织生长和代谢的激素有（　　）

    A. 甲状旁腺素　　　　　　B. 生长素　　　　　　　C. 甲状腺激素

    D. 降钙素　　　　　　　　E. 1，25 -（OH$)_2$D$_3$

79. 在寒冷情况下分泌增多的激素有（　　）

    A. 胰岛素　　　　　　　　B. 糖皮质激素　　　　　C. 肾上腺素

    D. 去甲肾上腺素　　　　　E. 甲状腺激素

80. 参与应激反应的激素有（　　）

    A. ACTH　　　　　　　　B. 生长素　　　　　　　C. 催乳素

    D. 肾上腺素　　　　　　　E. 糖皮质激素

（五）问答题

1. 可以作为第二信使的物质有哪些？

2. 说出腺垂体分泌的七种激素及主要功能。

3. 神经垂体储存和释放的激素有哪些？其作用如何？

4. 甲状腺激素的生理作用是什么？其分泌是如何调节的？

5. 试述糖皮质激素的作用和分泌调节。

6. 试分析长期服用糖皮质激素的患者可否骤然停药？为什么？

7. 胰岛素缺乏的患者，三大物质代谢发生怎样变化？

8. 饮食中长期缺碘者为什么易患甲状腺肿大？

四、参考答案

（一）名词解释

1. 指由内分泌腺或内分泌细胞分泌的传递信息的高效能生物活性物质。

2. 指当机体受到应激刺激（感染、缺氧、创伤、疼痛、手术、寒冷、精神紧张等）时，引起 ACTH 分泌增多，导致血中糖皮质激素浓度升高，并产生一系列非特异性反应。

3. 指一种激素的存在而使另一种激素的作用增强。

4. 指被激素识别并发挥作用的器官。

5. 指人若在幼年时期，生长激素分泌不足，则生长发育迟缓，身材矮小。

6. 通常指机体遇紧急情况时，交感－肾上腺髓质系统功能紧急动员的过程。它使机体处于反应灵敏、高度警觉的状态下，有利于调整机体各种功能，迅速适应突变的环境。

（二）填空题

1. 远距分泌 旁分泌 神经分泌 自分泌

2. 含氮类激素 类固醇激素

3. 第二信使学说 基因表达学说

4. 第一 第二

5. 垂体门脉系统 腺垂体

6. 生长素 催乳素 促甲状腺激素 促肾上腺皮质激素 促卵泡激素 黄体生成素 促黑激素

7. 侏儒症 巨人症

8. 促卵泡激素 黄体生成素

9. 抗利尿激素 催产素 下丘脑

10. 促进子宫平滑肌收缩 促进乳腺排乳

11. 碘 酪氨酸

12. 减少

13. 促进 脑和长骨

14. 提高

15. 升高血钙 降低血磷

16. 智力是否正常

17. 甲状旁腺激素 降钙素

18. 降低骨 肾

19. 下丘脑－腺垂体－肾上腺皮质

20. 抗炎、抗毒、抗过敏、抗休克

21. 水盐代谢 远曲小管和集合管 Na^+ K^+

22. 糖的异生 对糖的利用

23. 钠 水 钾

24. 交感－肾上腺髓质 下丘脑－垂体－肾上腺皮质

25. 肾上腺素 去甲肾上腺素

26. 胆碱能节前纤维 糖皮质激素

27. 肾脏 钙 磷 骨钙

28. 降低 增多

29. 糖原 脂肪 蛋白质 血糖浓度 促胃液素 缩胆囊素 抑胃素

30. 胰岛 B 糖尿病

（三）判断题

1. √ 2. √ 3. √ 4. × 5. × 6. × 7. × 8. × 9. × 10. × 11. √ 12. ×

13. × 14. √ 15. √ 16. × 17. × 18. √ 19. √ 20. ×

（四）选择题

1. C　2. B　3. B　4. B　5. D　6. D　7. B　8. D　9. C　10. B　11. B　12. E　13. E
14. B　15. A　16. C　17. B　18. B　19. D　20. C　21. C　22. C　23. B　24. D　25. D
26. C　27. E　28. A　29. B　30. D　31. A　32. D　33. B　34. D　35. A　36. B　37. B
38. D　39. B　40. C　41. A　42. B　43. D　44. A　45. B　46. B　47. A　48. B　49. D
50. E　51. A　52. D　53. A　54. A　55. A　56. E　57. A　58. A　59. C　60. D

61. ABCDE　62. ABCDE　63. ABCDE　64. ABCDE　65. ABCDE　66. ABCD　67. CD
68. ABCDE　69. ACDE　70. ABCDE　71. ABCDE　72. CE　73. ABCE　74. ABCDE
75. ABDE　76. BCDE　77. ABCDE　78. ABCDE　79. BCDE　80. ABCDE

（五）问答题

1. 可以作为第二信使的物质有　cAMP（环 - 磷酸腺苷）、CGMP（环 - 磷酸鸟苷）、三磷酸肌醇、二酰甘油、Ca^{2+} 及前列腺素等。

2. 腺垂体分泌的七种激素有　生长素、催乳素、促甲状腺激素、促肾上腺皮质激素、促卵泡激素、黄体生成素、促黑激素。

（1）生长素的生理作用　①促进机体生长发育：加速蛋白质的合成，促进骨骼和肌肉的生长，但对脑的生长发育没有影响。②对代谢的作用：促进蛋白质的合成，促进脂肪的分解，使血糖升高。

（2）催乳素的生理作用　①引起并维持成熟乳腺泌乳。②促进女性卵泡的发育和黄体的形成。③促进男性前列腺和精囊的生长。

（3）促甲状腺激素的生理作用　①促进甲状腺激素的分泌。②刺激甲状腺腺细胞增生。

（4）促肾上腺皮质激素的生理作用　①刺激糖皮质激素的分泌。②促进皮质细胞的增生，维持肾上腺皮质的正常活动和反应性。

（5）促卵泡激素的生理作用　①刺激女性卵泡发育和卵子成熟。②刺激男性精子的发育与成熟。

（6）黄体生成素的生理作用　①促进女性卵泡的成熟和排卵。②促进黄体的形成。③刺激卵巢雌激素与孕激素的分泌。④刺激男性睾丸分泌雄激素。

（7）促黑激素的生理作用　促进黑色素细胞合成黑色素。

3. 神经垂体释放的激素有抗利尿激素和催产素。

（1）抗利尿激素的生理作用　①生理剂量的抗利尿激素能增强远曲小管和集合管对水的通透性，促进水的重吸收，具有抗利尿作用。②大剂量的抗利尿激素能使血管平滑肌收缩，使血压升高的作用。

（2）催产素的生理作用　①促进乳腺泌乳。②促进妊娠子宫强烈收缩，但对非孕子宫作用较弱。

4. 甲状腺激素的生理作用　①对代谢的影响：提高绝大多数组织的耗氧量，使产热量和基础代谢率增加；生理水平的甲状腺激素能促进蛋白质的合成，过量则促进蛋白质的分解；促进糖的吸收和加强对糖的利用，但是以升高血糖为主；既促进脂肪的合成又加速其分解，但以分解作用占优势。②促进生长发育：具有加强组织细胞分化和发育成熟的作用，特别是促进脑和长骨的生长发育。③其他作用：提高中枢神经系统的兴奋性，还可使心率加快、心收缩力加强、心输出量增多。

甲状腺激素分泌的调节　①下丘脑 - 腺垂体 - 甲状腺功能轴：下丘脑分泌促甲状腺激素释放激素促进腺垂体合成分泌促甲状腺激素，促甲状腺激素又促进甲状腺合成分泌甲状腺激素，同时也促进甲状腺细胞增生、腺体增大。②自身调节：当碘的供应量在一定范围变化时，甲状腺可对碘的摄取和利用以及甲状腺激素合成与释放做出自身调节，从而保证腺体内甲状腺激素量的相对稳定。

5. 糖皮质激素的生理作用　①对物质代谢的作用：促进糖异生，减少外周组织对葡萄糖的利用，使血糖升高。抑制肝外蛋白质的合成并加速其分解。促进脂肪分解，使脂肪重新分布。②调节水盐代谢：有较弱的保钠保水作用并增加肾小球过滤率，对水的加速排出有重要作用。③对血细胞的作用：使血中红细胞、血小板和中性粒细胞增多，淋巴细胞和嗜酸性粒细胞减少。④对循环系统的作用：提高血管平滑肌对去甲肾上腺素的敏感性，维持血压。⑤应激反应中的作用：在应激状态下，由于下丘脑 - 腺垂体 - 肾上腺皮质系统功能增强，使血中糖皮质激素浓度升高，从而提高了机体对应激刺激的耐受能力和生存能力。

糖皮质激素分泌的调节是：下丘脑 - 腺垂体 - 肾上腺皮质轴。①下丘脑分泌的促肾上腺皮质激素释放激素通过垂体门脉系统运输到腺垂体，使腺垂体分泌促肾上腺皮质激素，促肾上腺皮质激素作用于肾上腺皮质，引起糖皮质激素的分泌。②血中糖皮质激素浓度变化对腺垂体、下丘脑均具有负反馈调节，从而使血中糖皮质激素处于相对稳定状态。

6. 长期大剂量服用糖皮质激素不能骤然停药。其原因是：长期大剂量使用糖皮质激素的患者，由于 ACTH 的分泌受到外来糖皮质激素的抑制而分泌的量减少，致使肾上腺皮质逐渐萎缩，功能减退。如果突然停药，患者则出现糖皮质激素不足的症状，故应采取逐渐减量或间断给 ACTH 的方法，以防止肾上腺皮质萎缩。

7. 当胰岛素缺乏时，组织对糖的摄取、储存和利用减少，糖异生作用增强，明显表现为血糖浓度升高，当血糖浓度超过肾糖阈时，糖随尿排出，发生糖尿病；并导致脂肪代谢的紊乱，脂肪储存减少，分解加强，血脂升高，可引起动脉硬化，进而导致心血管和脑血管系统的严重疾病；对蛋白质代谢，可使蛋白质分解代谢增强，合成减少，不利于机体的生长发育。因此胰岛素是机体不可缺少的激素之一。

8. 甲状腺激素分泌活动主要受下丘脑 - 腺垂体 - 甲状腺功能轴的调节，腺垂体分泌的促甲状腺激素可促进甲状腺激素的合成与分泌，同时促进甲状腺细胞增生。碘是合成甲状腺激素的主要原料，饮食中长期缺碘，甲状腺激素合成减少，甲状腺激素对腺垂体的负反馈作用，促使甲状腺激素的分泌量增多，促甲状腺激素可刺激甲状腺细胞的增生，导致甲状腺肿大。

（曹姗姗　胡　庆）

第十二章　生　殖

一、课程标准

1. **学会**　雄激素、雌激素、孕激素的功能；月经周期及其分期。
2. **说出**　胎盘的内分泌功能。
3. **理解**　妊娠受精、着床、妊娠维持及激素的调节、分娩与授乳。

二、知识要点

1. 男性生殖
   - 性腺：睾丸
     - 分泌雄激素——睾酮
     - 产生精子
   - 附性器官：转运精子的附睾、输精管、射精管、尿道；分泌精液成分的精囊、前列腺、尿道球腺；外生殖器为阴茎和阴囊

2. 女性生殖
   - 性腺：卵巢
     - 产生卵子
     - 分泌性激素：雌激素和孕激素
   - 副性器官：输卵管、子宫、阴道、乳腺
   - 月经周期：月经期、增生期、分泌期

三、复习思考题

（一）名词解释

1. 生殖　2. 副性征　3. 月经周期　4. LH 峰

（二）填空题

1. 男性性腺是_____，女性性腺是_____。

2. 睾丸具有产生_____和分泌_____的双重功能。

3. 睾丸的功能受_____轴的调节。

4. 精子在女性生殖道内受精能力维持的时间是_____小时，每毫升精液含量少于_____时，不易使卵子受孕。

5. 分娩时，子宫受刺激后反射性引起_____释放。

6. 卵巢主要的生理功能是产生_____，并分泌_____、_____和少量_____。

7. 机体主要的雌激素是_____。怀孕期间，胎盘大量产生的雌激素是_____。

8. 月经周期可分为_____、_____和_____三期。

9. 月经是指_____。

10. 精子和_____结合的过程称为受精，胚泡进入子宫，并植入子宫内膜的过程称为_____。

11. 排卵后的残存卵泡在_____作用下变为黄体并分泌大量孕激素和雌激素；无受孕

黄体将萎缩，血中_____和_____浓度明显下降，使子宫内膜发生_____变化而出现月经。

12. 孕激素对子宫内膜的作用是_____，对子宫肌的作用是_____，从而有利于_____；也促使_____期的乳腺发育，使体温_____。

13. 血液中出现_____高峰可以作为排卵的标志。

14. 黄体分泌_____和_____。

15. 胎盘分泌的激素有_____、_____、_____和_____等。

（三）判断题

1. 卵巢既能分泌雄激素也能分泌雌激素。

2. 曲细精管的生殖细胞产生雄激素。

3. 睾酮必须转变成双氢睾酮才能发挥其生物学作用。

4. 雌激素和睾酮都有促进肌肉蛋白质合成和加强钙盐沉着的作用。

5. 排卵是由于黄体生成素大量释放而引起的。

6. 妊娠三个月后即使切除卵巢或垂体也不会终止妊娠。

7. 整个妊娠期垂体促性腺激素分泌均增高，维持了黄体的持续存在。

8. 测定尿中或血中的绒毛膜促性腺激素，可诊断早期妊娠。

（四）选择题

[A 型题]

1. 睾酮的本质是（　　）

　　A. 类固醇激素　　　　　　　B. 固醇类激素　　　　　　C. 蛋白质类激素

　　D. 胺类激素　　　　　　　　E. 肽类激素

2. 关于雄激素作用的描述，下列哪一项是错误的（　　）

　　A. 刺激雄性附性器官发育并维持成熟状态

　　B. 刺激男性副性征出现

　　C. 促进肌肉与骨骼生长，使男子身高在青春期冲刺式生长

　　D. 分泌过剩可使男子身高超出常人

　　E. 维持生精作用

3. 产生精子的部位是（　　）

　　A. 睾丸间质　　　　　　　　B. 输精管　　　　　　　　C. 前列腺

　　D. 曲细精管　　　　　　　　E. 外生殖器

4. 一个正常月经周期中，发育成熟的卵泡有（　　）

　　A. 15～20 个　　　　　　　B. 10～15 个　　　　　　C. 5～10 个

　　D. 2～5 个　　　　　　　　E. 1 个

5. 无排卵但仍有月经是由于缺少（　　）

　　A. 雌激素　　　　　　　　　B. 孕激素　　　　　　　　C. 卵泡刺激素

　　D. 黄体生成素　　　　　　　E. 雌激素和孕激素

6. 月经期子宫内膜剥脱出血的原因是（　　）

　　A. 血中雌激素减少　　　　B. 血中孕激素减少　　　　C. 血中雌激素和孕激素均减少

　　D. 血中黄体生成素减少　　E. 血中卵泡刺激素减少

7. 下列哪项是月经周期的增生期（　　）

    A. 第 1~5 天　　　　　B. 第 6~14 天　　　　C. 第 15~28 天

    D. 第 4~28 天　　　　　E. 第 14 天

8. 血中哪一种激素出现高峰可作为排卵的标志（　　）

    A. 雌酮　　　　　　　　B. 孕酮　　　　　　　C. 黄体生成素

    D. 催乳素释放因子　　　E. 催产素

9. 结扎输卵管的妇女（　　）

    A. 不排卵，有月经　　　B. 不排卵，无月经　　C. 仍排卵，有月经

    D. 副性征存在　　　　　E. 副性器官萎缩

10. 成熟卵泡能分泌大量的（　　）

    A. FSH　　　　　　　　B. LH　　　　　　　　C. 雌二醇

    D. 雌三醇　　　　　　　E. 孕酮

11. 排卵前血液中 LH 出现高峰的原因是（　　）

    A. FSH 的作用　　　　　B. GnRH 的作用　　　C. LH 的正反馈作用

    D. 血中孕激素对腺垂体的正反馈作用

    E. 血中高水平雌激素对腺垂体的正反馈作用

12. 正常月经周期中雌激素分泌出现第二次高峰的直接原因是（　　）

    A. FSH 的作用　　　　　B. LH 的作用　　　　C. GnRH 的作用

    D. 雌激素的正反馈作用　E. 孕激素的负反馈作用

13. 排卵后子宫内膜呈分泌期变化，是由于（　　）

    A. LH 浓度升高　　　　B. FSH 浓度升高　　　C. 高浓度孕激素的作用

    D. 高浓度雌激素的作用　E. 孕激素和雌激素的共同作用

14. 排卵后黄体萎缩，是由于血中（　　）

    A. 雌激素水平下降　　　B. 孕激素水平下降　　C. LH 水平下降

    D. FSH 水平下降　　　　E. FSH 和 LH 水平下降

15. 妊娠期间不排卵是由于下列哪项的作用（　　）

    A. 雌激素　　　　　　　B. 孕激素　　　　　　C. 雌激素和孕激素

    D. 催乳素　　　　　　　E. 人绒毛膜促性腺激素

16. 分娩后维持乳腺分泌的激素是（　　）

    A. 缩宫素　　　　　　　B. 催乳素　　　　　　C. 雌激素

    D. 孕酮　　　　　　　　E. FSH 和 LH

17. 在妊娠过程中，胎盘分泌的 hCG 何时达高峰（　　）

    A. 卵子受精后的第 5~6 天　B. 妊娠 2~3 周　　C. 妊娠 4~5 周

    D. 妊娠 6~7 周　　　　　E. 妊娠 8~10 周

18. 用于诊断早期妊娠的重要激素是（　　）

    A. 雌激素　　　　　　　B. 孕激素　　　　　　C. 人绒毛膜促性腺激素

    D. 人绒毛膜生长素　　　E. 人胎盘催乳素

19. 精子获能的主要部位是（　　）

    A. 睾丸曲细精管　　　　B. 附睾　　　　　　　C. 阴道

D. 子宫腔　　　　　　　　E. 子宫颈

20. 妊娠 3 个月后，诊断死胎的化验指标是孕妇血中哪种激素突然减少（　）

A. 孕二酮　　　　　　　　B. 雌二醇　　　　　　　　C. 雌三醇

D. 人绒毛膜促生长素　　　E. 人绒毛膜促性腺激素

[X 型题]

21. 能分泌性激素的部位有（　）

A. 肾上腺皮质球状带　　　B. 胎盘　　　　　　　　　C. 睾丸

D. 肾上腺皮质网状带　　　E. 卵巢

22. 能促进乳腺生长发育的激素有（　）

A. FSH　　　　　　　　　B. LH　　　　　　　　　　C. 雌激素

D. 孕激素　　　　　　　　E. 催乳素

23. 参与月经周期活动的激素有（　）

A. 催乳素　　　　　　　　B. 雌激素　　　　　　　　C. 孕激素

D. FSH　　　　　　　　　E. LH

24. 月经期内的变化是（　）

A. 子宫内膜脱落　　　　　B. 黄体退化萎缩　　　　　C. 雌激素水平下降

D. 孕激素水平下降　　　　E. FSH 和 LH 分泌达高峰

25. 受精卵子宫内膜着床必须具备的条件有（　）

A. 胚泡的透明带消失　　　B. 胚泡与子宫内膜同步发育　　　C. 有足够的雌激素

D. 有足够的孕激素　　　　E. 胚泡的滋养层细胞变成合体滋养层细胞

（五）问答题

1. 雌激素、孕激素和睾酮各有哪些生理作用？

2. 试述月经周期中卵巢和子宫内膜的变化。

3. 月经周期中"LH 峰"是怎样形成的？它标志着什么？

四、参考答案

（一）名词解释

1. 指生物体发育成熟后，产生与自身相似的子代个体的生理过程。

2. 在青春期后，机体所表现出的一系列与性有关的特征。

3. 女性的生殖周期特称为月经周期。

4. 在增生期末，雌激素在血中的浓度达高峰，通过正反馈使促性腺激素分泌进一步增加，进而使 FSH 和 LH 分泌增加，尤其以 LH 分泌更为明显，形成 LH 高峰。

（二）填空题

1. 睾丸　卵巢

2. 精子　雄激素

3. 下丘脑 - 腺垂体 - 睾丸

4. 48　2000 万

5. 催产素

6. 卵子　雌激素　孕激素　雄激素

7. 雌二醇　雌三醇

8. 月经期　增生期　分泌期

9. 正常女性在生育期，子宫内膜发生周期性脱落，伴有阴道出血。

10. 卵细胞　着床

11. 黄体生成素　雌激素　孕激素　脱落出血

12. 使子宫内膜呈现分泌期改变　使子宫肌兴奋性降低　安胎作用　妊娠　升高

13. LH

14. 孕激素、雌激素

15. 人绒毛膜促性腺激素　人绒毛膜生长素　雌激素　孕激素

（三）判断题

1. √　2. ×　3. ×　4. √　5. √　6. √　7. ×　8. √

（四）选择题

1. A　2. D　3. D4. E　5. B　6. C　7. B　8. C　9. C　10. C　11. E　12. B　13. E

14. E　15. C　16. B　17. E　18. C　19. D　20. C　21. ABCDE　22. CDE　23. BCDE

24. ABCD　25. ABCDE

（五）问答题

1. 雌激素的生理作用　①促使子宫肌增厚并提高子宫平滑肌对催产素的敏感性。②促使子宫内膜增生变厚并使其中的血管及腺体增生，但腺体不分泌。③激发副性征的出现并维持之。④其他方面：促进阴道上皮细胞增生、角化并合成大量的糖原；促进肾小管重吸收 Na^+ 并提高肾小管对抗利尿激素的敏感性；能增加蛋白质合成，钙盐沉着。

孕激素的生理作用　①在雌激素作用基础上，进一步促使子宫内膜增厚，其中的血管、腺体增生，并引起腺体分泌。②使子宫和输卵管平滑肌活动减弱，从而抑制受精卵运行，利于着床和防止流产。③使宫颈黏膜分泌少而黏稠的黏液，不利于精子通过宫颈管。④刺激乳腺腺泡的发育。

睾酮的生理作用　①促进男性附性器官的发育。②刺激男性副性征的出现。③维持生精作用。④对代谢的影响：促进蛋白质合成，参与水、电解质代谢，促进骨骼生长与钙、磷沉积；刺激骨髓红细胞生成。

2. 增生期：卵巢中卵泡生长发育成熟，分泌雌激素。雌激素促使子宫内膜增生变厚，其中血管、腺体增生，但腺体不分泌。此期末卵泡排卵。

分泌期：排卵后的残余卵泡形成黄体，继续分泌雌激素与大量孕激素，促使子宫内膜进一步增生变厚，血管扩张充血、腺体分泌。

月经期：从月经开始到出血停止。由于雌激素和孕激素分泌减少所致。

3. 在增值期末，雌激素在血中的浓度达高峰，通过正反馈使促性腺激素分泌进一步增加，进而使 FSH 和 LH 分泌增加，尤其以 LH 分泌更为明显，形成 LH 高峰。在高浓度的 LH 的作用下，引起已发育成熟的卵泡破裂排卵．即标志着排卵。

（杨艳梅　曹姗姗）